赵鉴秋小儿脏腑点穴

赵鉴秋　宋飞　著

人民卫生出版社

U0294801

图书在版编目（CIP）数据

赵鉴秋小儿脏腑点穴 / 赵鉴秋，宋飞著 . —北京：
人民卫生出版社，2018
ISBN 978-7-117-27523-1

Ⅰ.①赵…　Ⅱ.①赵…②宋…　Ⅲ.①小儿疾病－穴
位按压疗法　Ⅳ.①R244.15

中国版本图书馆 CIP 数据核字（2018）第 229750 号

人卫智网	www.ipmph.com	医学教育、学术、考试、健康，
		购书智慧智能综合服务平台
人卫官网	www.pmph.com	人卫官方资讯发布平台

赵鉴秋小儿脏腑点穴

著　　者：赵鉴秋　宋　飞
出版发行：人民卫生出版社（中继线 010-59780011）
地　　址：北京市朝阳区潘家园南里 19 号
邮　　编：100021
E - mail：pmph @ pmph.com
购书热线：010-59787592　010-59787584　010-65264830
印　　刷：三河市尚艺印装有限公司
经　　销：新华书店
开　　本：850×1168　1/32　印张：7.5
字　　数：137 千字
版　　次：2018 年 10 月第 1 版　2021 年 9 月第 1 版第 3 次印刷
标准书号：ISBN 978-7-117-27523-1
定　　价：36.00 元

赵序

　　脏腑点穴疗法在中医临床实践中占有重要的地位。此疗法是以脏腑经络学说为基础，结合阴阳五行、四诊八纲、辨证论治的理论，根据脏腑部位和经络穴位，采用推按点穴的手法，从脏腑治疗着手，调理脏腑气血，尤以调理脏腑气分为主，从而加强脏腑功能活动，增强人身抗病能力，达到治病的目的。

　　在我六十年的中医实践中，运用此法不仅对治疗一些临床常见病疗效很好，对于一些疑难病症，有时有些病治起来不顺手，而改用脏腑点穴疗法，也可豁然而愈，解决了很多临床问题。例如，临床上遇到一些脑外伤或脑炎后遗症的患儿，出现四肢废用、失语、失聪等，用脏腑点穴法，可以治疗。通过我和我的学术传承人宋飞及众多徒弟、学生们不断地研习和临床应用，不仅扩大了该疗法的调理范围，更对其理论、实践，及所含文化有更深的体会。所以，我认为有必要研讨和推广此法，以造福儿童。

当今社会上颇多流行脏腑点穴法者,有必要正宗溯源,规范操作,以正确使用为要。

赵鉴秋

戊戌年七月

宋序

推拿按摩之法,历史悠久,源远流长,先秦时即有按摩,当时称为"拊",《内经》中亦多有谈及。

据考,脏腑点穴起源于道家,后传入民间,我的恩师,也是我的母亲,赵鉴秋教授,于20世纪60年代初有幸习得此法,因其在中医院儿科工作,遂将此法系统应用于儿科临床,半个多世纪以来,形成特有的系统操作方法,一招一式,调气分筋,方法得当,操作规范,则每每效如桴鼓,屡被称"神奇"。

我因自幼在中医院长大,耳濡目染,又在中学时期即学习医学经典,故一直心存志向,将中医传统良方妙法,传之于现代社会,造福儿童和家庭。小时候,记得人们将此小儿脏腑点穴法称为"开脏腑",不仅厌食等脾胃病,还有如癫痫等疑难病也有应手而愈者。小时候的记忆中,常在半夜醒来,看到在医院诊病一天的母亲还在台灯下写作,母亲孜孜不倦、严谨治学的态度影响着我,在这些年研习此法过程中,渐渐悟到,这一良法不仅是招式套路的技法,更有综合体会的心法,心定神静,往往可以有更好的体会。也许,这些千百年的中医技法,正是借此来提升我们自己的修行和认知吧。

近年来，随着人们对儿童安全用药的关注，越来越多的人寻求中医儿科外治法来解决孩子的健康问题，加之国家重视，一代代人为之默默耕耘的脏腑点穴法也迎来春天。我也与我的徒弟、学生，以及赵老的学生（他们中一些人已成为行业中坚力量或学科带头人）一起，将赵鉴秋小儿脏腑点穴法这一非物质文化遗产，传播到全国31个省、市、自治区，及海外多个国家。每年通过组织或参与会议、培训、临床诊疗，惠及万余人次，让更多来自医院、中医馆、民间健康机构、患儿家长等一心为了孩子健康的机构和人士，尽可能了解和学会应用此法，造福更多儿童。

年届八旬的赵老，依然工作在儿科一线，并亲力亲为培养学生，手把手地教授，每每让学生感动钦佩。她常教导学生：科学来不得半点虚假和骄傲；要知其然，更要知其所以然；学习，要求甚解。故而，我们这一传承百余年、跨越三个世纪的技法，也在不断研究发展，倡导儿童生长发育、体质调理，很早即提出母婴同育等理念，对于孩子，不仅是病的时候才治疗，而是生病前的防护及病症缓解后的机能恢复更为重要。

行百里者半九十，2018年，赵鉴秋教授从医已至60年，于是，我尽自己绵薄之力，与赵老将此法的基本内容、精要和部分病症案例再次整理成册，希望对大家的学习，对这一技法的传播，对造福儿童和家庭有益。在博大精深的中医海洋里，我还是一叶小舟，又因时间紧、任务重,如在书中有不尽完美之处,还请大家多多指正。

宋飞

戊戌年八月于青岛

目录

第一章　脏腑点穴概述

中医药文化博大精深，流传数千年，经方绝技让人感叹"神奇"，中医学以阴阳五行、经络学说作为理论基础，以整体观念、辨证论治为原则，理、法、方、药形成理论与实践结合的完整体系，"汗、吐、下、和、温、清、补、消"八法，内外治法，中药、针灸、推拿、拔罐、食疗、情志等方法众多，不仅治病，更重养生。

"道可道，非常道"，有一种方法，起源于千百年前的道家，曾是道教秘不外传的内修术，180多年前此法流传到民间，当时先流入河北，由王文等老先生习得此法，并传授给其徒弟王雅儒，后经过代代传承，在20世纪中叶由赵鉴秋医生与同仁传承发扬此法，首先系统运用到儿科临床，形成了独具特色的小儿调理技法，造福众多家庭，并被列入非物质文化遗产名录，这种方法就是"小儿脏腑点穴法"。

脏腑点穴疗法是按摩疗法的一种。它以中医的脏腑经络学说为基础，结合阴阳五行、四诊八纲、辨证论治的理论，根据脏腑部位和经络穴位，采用推按拿揉及点穴分筋等手法，从脏腑治疗着手，调理脏腑气血，尤以调理气分为主，从而加强脏腑功能活动，增强人身抗病能力，达到治病或强身健体的目的。

结合小儿生理病理特点,以及人体的气机和脏腑经络,进行辨证取穴,正确运用本点穴手法,轻柔深透,定中求气,轻而不浮,重而不滞,调气通周,分筋辟肉,治疗小儿疾病,往往应手而愈,对改善体质、生长发育,尤其是对一些长期用药物治疗不显效的顽症痼疾,更能创造出令人意想不到的疗效。

此疗法原是以治疗成人病为主,对小儿病论述简略。赵鉴秋于1964年初开始研习此手法,反复推敲,因在儿科工作,故着重结合小儿特有的生理病理特点,经过50余年的儿科临床实践,与同仁运用该疗法,治疗、调理百余种儿科疾病,取得满意疗效。

年届八旬,从医60年的赵鉴秋教授,在50余年里,无论曾任青岛市中医院儿科主任,还是在退休后的临床工作中,潜心研究此法,并系统应用于儿科临床,为此疗法的传播和推广做出了卓越贡献;从临床、理论、教学多角度,实践、研究、传播小儿脏腑点穴疗法,对其从理论、内涵到技艺、手法,及临症经验和动态标准化不断总结精进,并作为"三字经派"小儿推拿传承人及代表人,将两者大道至简、由简入繁等理念相融结合,将小儿脏腑点穴发扬光大。

小儿脏腑点穴作为中医儿科外治法及中医按摩疗法的一种,目前临症可治疗近百种疾病,对小儿厌食、泄泻、呕吐、痢疾、便秘、感冒、咳嗽、哮喘、黄疸、鼻炎、遗尿、腺样体肥大等数十种常见病,以及多动症、抽动症、疳积、肠梗阻、肾炎、儿童康复等众多疑难症和常见儿科病症,都有显著效果。对于儿童保健、生长促进也效果明显。每年可造福数万儿童、家庭，让国内外患者都领略到小儿脏腑点穴的神奇。

赵鉴秋之子宋飞，自幼在中医院长大，耳濡目染，深受熏陶，并于20世纪90年代末，正式拜师，跟随赵鉴秋教授系统学习小儿脏腑点穴法和"三字经派"小儿推拿等内外治调理法。20年来，一直致力于此法在全国的传播推广，造福儿童众多。经过多年努力，现已将此技法通过会议、培训、诊疗、课题研究等方式推广交流至全国多个省市，百余座国内外城市。为了更好地发展传承这一技法，宋飞及其团队几乎全年无休，潜心研究，希望将老一辈传承人的技能、心愿及学术思想传递给海内外更多的人群，让更多家庭受益。

中国许多历史悠久的项目传承，不仅在于技法和内容，更在于随着岁月长河的沉积而赋予的内在精神和气质。故而，非物质文化遗产的传承人，不仅要把技法、技术传承好，更要把一代代人的精神内涵传递下去。赵鉴秋老师半个多世纪如一日，传承"小儿脏腑点穴"的技能和理念，戒骄戒躁，默默耕耘，"须从根本求生死，不向支流觅暗香"，正是用实际行动诠释了中华民族传承千百年的这种精神。

第二章　小儿脏腑点穴的特点

1. 手法轻柔深透，以柔克刚

手法速度每分钟 120 下左右。外治手法，尤其小儿，讲究松、柔、透、势。操作时，应气沉丹田，凝视内敛，松而神聚，体会周天运行，虽感觉轻柔，但力度渐行深透，循势利导，松而架犹在，不宜过快过浮，方能体会气机和气分变化。

2. 注重气机调理，尤以调理气分为主

以阴阳五行、经络学说为基础，通过调理任督二脉、膀胱经及各腧穴，调理气机，完善激发人体的代谢和自我调节能力。人体内脏腑五行达到动态平衡，则体健神清，外在病症多可缓解或消除，达到通经络、消瘀滞、活气血、扶正气、驱病邪、强体质、促发育的效果。

3. 手法简单易学，九大手法，强调分筋辟肉

小儿推拿脏腑点穴手法，包括补、泻、调、压、推、拨、分、扣、按九大手法，各有所长，但细心研之，较易入门，需长久习之，反复练习，指下感觉及对气的掌握才有不同阶段的体会，初学者不必过于追求指下气感，只要按要求规范操作，亦能得效，久之则会更为精深。三大部分(胸背部脏腑常规、上下肢分筋、头面部手法）的运用都独成一套基础手法，潜心学习，便于规律运用。沿袭了中医基础方加减的思路，整体观念，辨证施治，然后随症加减穴，便于学习，有规可循，入门易，需勤学、高攀登，基础式的操作只要手法得当，常见状况多可显效，但疑难问题或更进一步，则每加一穴或手法变化，都需求之甚解。

4. 点穴需要考虑多方面因素

影响小儿脏腑点穴的因素是多方面的，因此，我们在施治时也要综合考虑，概括为辨证、取穴、手法、情绪、环境、护理等几个方面。没有正确的诊断，就没有正确的治疗，所以辨别出现症状的原因很重要，即透过现象看本质。辨证后的取穴也很重要，特别是除常规式外的加减穴，以及常规穴所运用的手法，有时不是从一而论，可能针对不同患者的实际情况，有整体的运用，比如轻泻轻补重调，也有在某一对应穴位单独运用的，比如在建里穴时用轻泻重调等。手法，是包括点穴在内的诸多外治法的关键，如同用药的质量，全在施治手上，正所谓：机触于内，巧生于外，手随心转，法从手出。儿童的外治手法操作，需掌握安全、绿色、舒适、有效的逻辑原则，故而手法的力度轻重、深透与否、有无得气等均对效果和患儿的舒适度有一定的影响。因点穴是对体内气机和气分的调理，因此患者是否配合，以及患者的情绪都对操作和效果产生影响。尤其是小儿，常易哭闹折腾，故需气机顺畅时方可操作。另外，环境和护理对调理效果亦产生直接影响。因小儿"脏腑娇嫩、形气未充"，"饮食不能自节，寒暖不能自知"，所以如果家长护理方法不当，孩子病情不易好或易反复，故儿科临症常讲"'管'不好家长，看不好孩子"，实为此意。

5. 疗效显著

结合小儿生理病理特点，调理小儿疾病，往往应手而愈，尤其对一些长期用药物治疗不显效的顽症痼疾，有时会有意想不到的效果。而且，本疗法克服了其他小儿手法对大一些的孩子操作时间长、疗效不显著的缺点，对0~14岁的婴幼儿及儿童都有显效，使患儿可以在舒适的姿势下完成诊疗。

第三章 脏腑、经络基础

脏腑点穴法自运用以来,经过系统、规范学习者,大多有较明显的操作效果和自身良好感受,故传播经年,引习者众,学习具体操作之前,需要对中医基础的脏腑、经络等学说有一定的了解体会。

一、脏　　腑

(一)脏腑概况

中医学是以气一元论和阴阳五行学说为基础,以整体观念为指导思想,以脏腑经络为核心,以辨证论治为诊疗特点的医学理论体系。

1. 脏腑

脏腑是人体内脏的总称,古人把内脏分为五脏、六腑、奇恒之府三大类。五脏指心、肝、脾、肺、肾;六腑则指胆、胃、大肠、小肠、膀胱和三焦。此外还有一个心包络,它是心的外卫,在功能和病理上,都与心脏相一致,因此,它也是属于脏。

五脏:心(心包)、肝、脾、肺、肾。

六腑:胆、胃、大肠、小肠、膀胱、三焦。

奇恒之府:脑、髓、骨、脉、胆、女子胞。

2. 五脏生理功能

心:主神志,主血脉,主汗液,其华在面,开窍于舌。

肝:主疏泄,主藏血,主筋,其华在爪,开窍于目。

脾:主运化,主统血,主肌肉四肢,开窍于口,其华在唇。

肺:主气,司呼吸,主宣发肃降,通调水道,主皮毛,开窍于鼻,主声音。

肾:主藏精,主水,主纳气,主骨生髓通于脑,主命门火,其华在发,开窍于耳及二阴。

3. 六腑生理功能

胆:贮藏和排泄胆汁,以促进消化功能,主决断。

胃:主受纳与腐熟水谷。

大肠:吸收水分,传导糟粕。

小肠:传化水谷,分别清浊。

膀胱:贮藏和排泄尿液。

三焦:总管人体气化,为水谷精微和水液代谢的通路。上焦主呼吸,主宣发(把宗气宣发布达于全身);中焦主化、主运(腐熟水谷,运化精微,以化生气血);下焦分别清浊,主出(把腐熟后的水谷分别清浊,将糟粕经大小便排出体外)。三焦是体内脏腑气化功能之总和。

(二)五脏与六腑表里关系

脏与腑是表里互相配合的,一脏配一腑,脏属阴为里,腑属阳为外。脏腑的表里是由经络来联系,即脏的经脉络于腑,腑的经脉络于脏,彼此经气相通,互相作用,因此脏与腑在经络上能够互相影响,互相传变。

1. 心与小肠相表里

心与小肠经络相通,互为表里。心经有热可出现口舌糜烂,若心经移热于小肠,则可兼见小便短赤,尿道涩痛等症。

2. 肝与胆相表里

胆寄于肝,脏腑相联,经络相通,构成表里关系。胆汁来源于肝,若肝的疏泄失常,会影响到胆汁的正常排泄。反之,胆汁的排泄失常,又会影响到肝。故肝胆症候往往同时并见,如黄疸、胁痛、口苦、眩晕等。

3. 脾与胃相表里

在特性上,脾喜燥恶湿,胃喜润恶燥;脾主升,胃主降。在生理功能上,胃为水谷之海,主消化;脾为胃行其津液,主运化。二者燥湿相济,升降协调,胃纳脾化,互相为用,构成了既对立又统一的矛盾运动,共同完成水谷的消化、吸收和转输的任务。

胃气以下行为顺,胃气和降,则水谷得以下行。脾气以上行为顺,脾气上升,精微物质得以上输。若胃气不降,反而上逆,易出现呃逆、呕吐等症。脾气不升,反而下陷,易出现久泄、脱肛、子宫下脱等症。由于脾胃在生理上密切相关,在病理上互相影响,所以在临证时常脾胃并论,在治疗上多脾胃并治。

4. 肺与大肠相表里

若肺气肃降,则大肠气机得以通畅,以发挥其传导功能。反之,若大肠保持其传导通畅,则肺气才能清肃下降。例如:肺气壅滞,失其肃降之功,可能引起大肠传导阻滞,出现大便秘结。反之,大肠传导阻滞,又可引起肺肃降失常,出现气逆咳喘等。又如:在治疗上肺有实热,可泻大肠,使热从大肠下泄。反之,大肠阻滞,又可宣通肺气,以疏利大肠的气机。

5. 肾与膀胱相表里

在生理上肾为水脏,膀胱为水腑,共同维持水液代谢的平衡(以肾为主)。肾阳蒸化,使水液下渗膀胱,膀胱又借肾阳的作用,通过自身的功能而排泄小便。在病理上,肾阳不足,可影响膀胱功能减弱而出现小便频数或遗尿;膀胱湿热,又可影响肾脏而出现腰痛、尿血等。

6. 心包与三焦相表里

例如,临床上热病中的湿热病邪,稽留三焦,出现胸闷身重,尿少便溏,表示病在气分。如果未能制止其发展,温热病邪便由气分入营分,由三焦内陷心包,而出现昏迷、谵语等症。

二、经　　络

经络学说,是研究人体经络的生理功能、病理变化及其与脏腑相互关系的学说,是中医学理论体系的重要组成部分。它不仅是针灸、推拿等学科的理论基础,而且对指导中医临床各科,均有十分重要的意义。

《灵枢·经脉篇》说:"经脉者,所以决死生,处百病,调虚实,不可不通。"但对经络实质的认识,迄今为止,尚是一个有待解决的问题。

(一)经络的含义

经络是经脉和络脉的总称。

经,有路径的意思,是纵行的大干路(直行曰经)。

络,有网络的意思,是经的分支(旁行曰络)。它纵横交错,网络全身,无处不至。

经络是运行全身气血,联络脏腑肢节,沟通上下内外的通路。通过经络遍布全身,有规律的循行和错综复杂的联络交会,把人体的五脏六腑、四肢百骸、五官九窍、皮肉筋脉等组织器官连成一个有机整体。

经络由经脉和络脉组成。经脉,即纵行的干路,包括十二经脉(手足三阴经、手足三阳经)和奇经八脉(任脉、督脉、冲脉、带脉、阴维脉、阳维脉、阴跷脉、阳跷脉),以及附属于十二经脉的十二经别、十二经筋和十二皮部。络脉,即经的分支,包括别洛(较大的分支,像十五别洛)、浮络(浮行于肌表部位的分支)和孙洛(最细小的分支)。

十四经经脉循行和腧穴示意图见图 3-1~ 图 3-28:

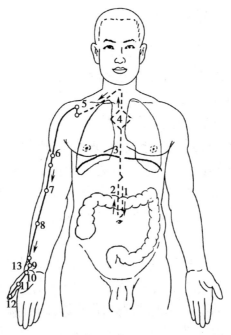

图 3-1　手太阴经脉循行图

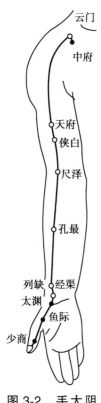

图 3-2 手太阴
肺经腧穴图

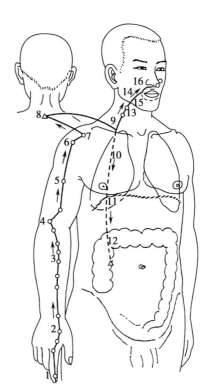

图 3-3 手阳明经脉循行图

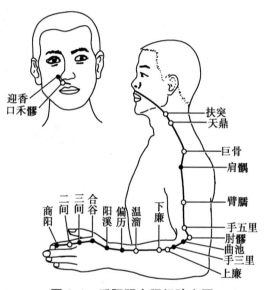

图 3-4 手阳明大肠经腧穴图

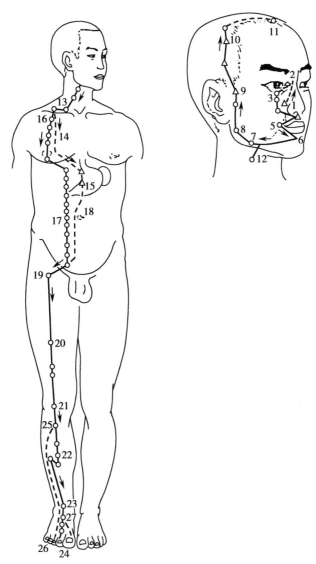

图 3-5　足阳明经脉循行图

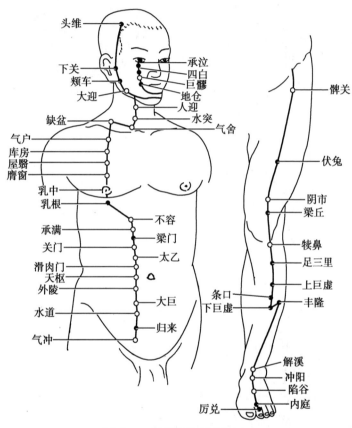

图 3-6　足阳明胃经腧穴图

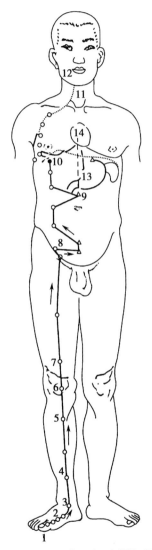

图 3-7　足太阴经脉循行图

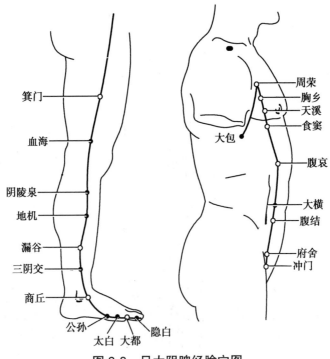

图 3-8　足太阴脾经腧穴图

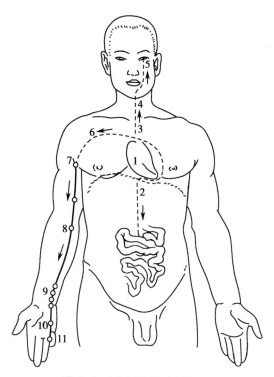

图 3-9　手少阴经脉循行图

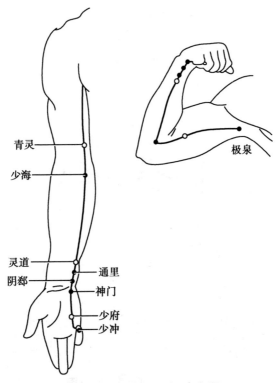

青灵

少海

灵道

阴郄

通里

神门

少府

少冲

极泉

图 3-10 手少阴心经腧穴图

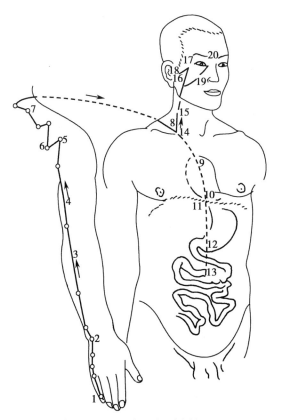

图 3-11　手太阳经脉循行图

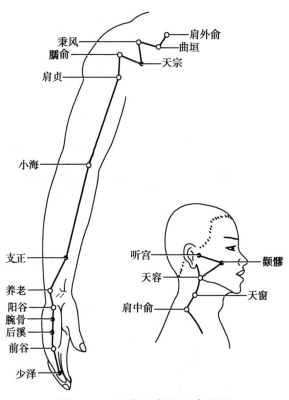

图 3-12 手太阳小肠经腧穴图

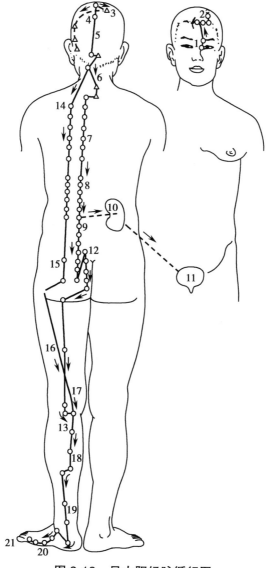

图 3-13　足太阳经脉循行图

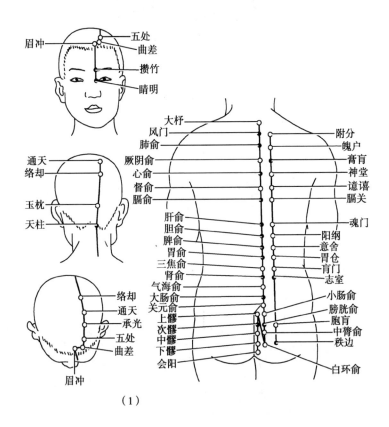

（1）

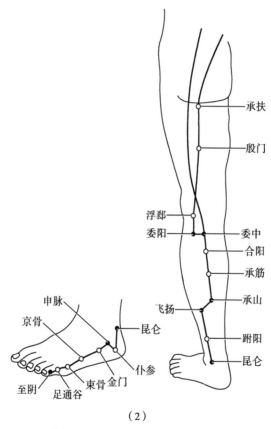

（2）

图 3-14　足太阳膀胱经腧穴图

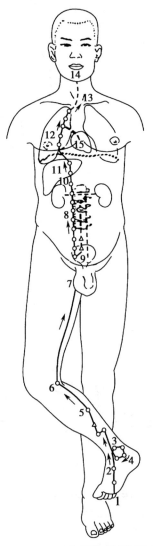

图 3-15 足少阴经脉循行图

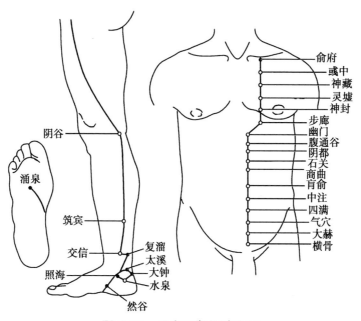

图 3-16 足少阴肾经腧穴图

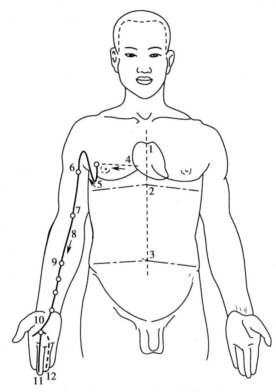

图 3-17 手厥阴经脉循行图

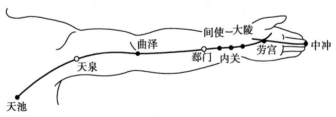

图 3-18 手厥阴心包经腧穴图

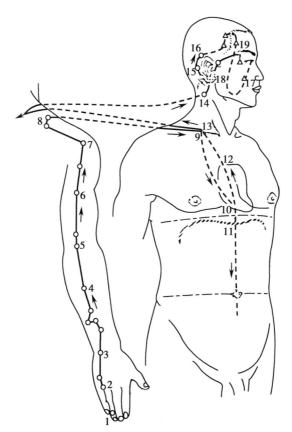

图 3-19　手少阳经脉循行图

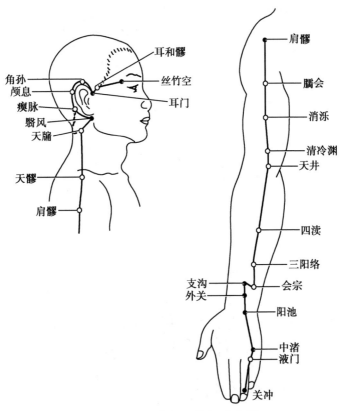

图 3-20　手少阳三焦经腧穴图

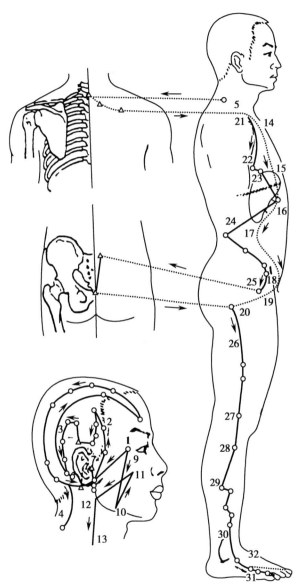

图 3-21 足少阳经脉循行图

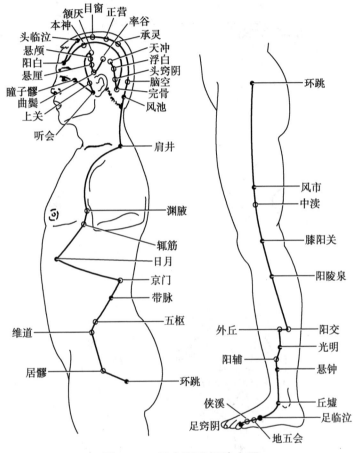

图 3-22 足少阳胆经腧穴图

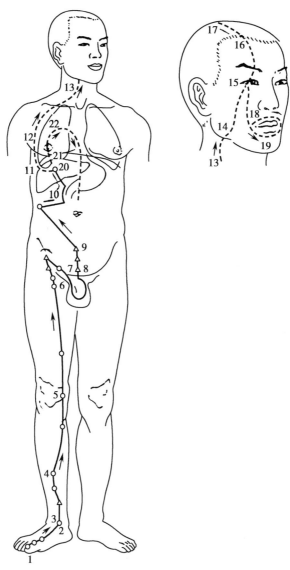

图 3-23　足厥阴经脉循行图

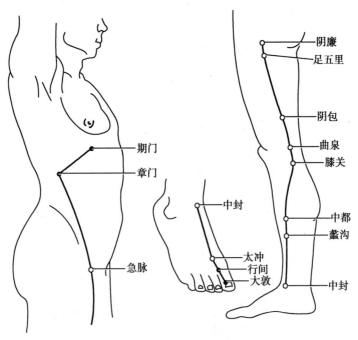

图 3-24　足厥阴肝经腧穴图

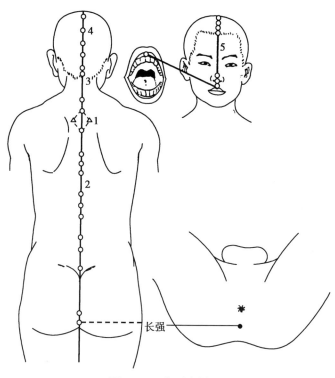

图 3-25　督脉循行图

长强

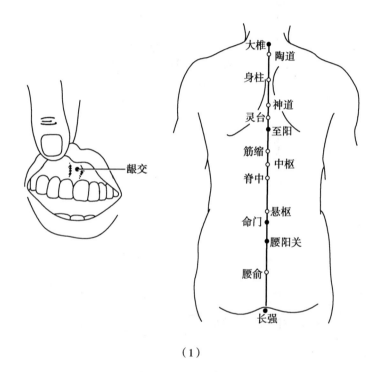

龈交

大椎
陶道
身柱
神道
灵台
至阳
筋缩
中枢
脊中
悬枢
命门
腰阳关
腰俞
长强

（1）

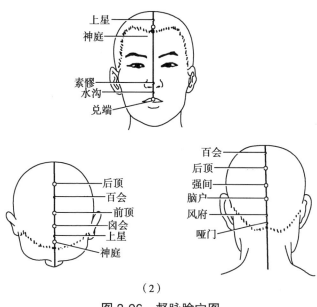

（2）

图 3-26　督脉腧穴图

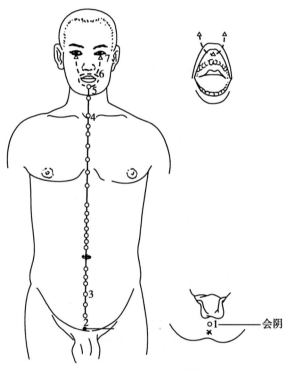

图 3-27　任脉循行图

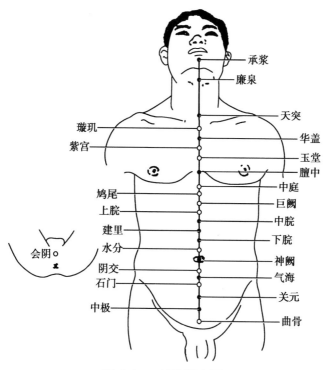

图 3-28　任脉腧穴图

经络组成见图 3-29。

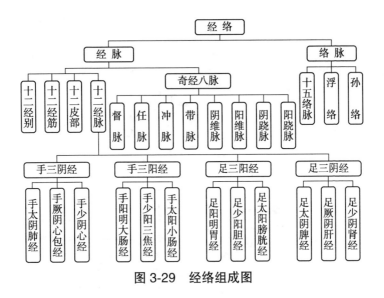

图 3-29　经络组成图

（二）经络的临床应用

1. 生理方面

经络有沟通表里上下，联系脏腑器官与通行气血的作用，经络的功能活动，称为"经气"。

（1）沟通表里，运行气血：经络内联脏腑，外络肌肤、骨骼关节、感官，联络全身各部，使之互相贯通，构成一个有机整体。同时，经络又是气血运行的通路，使气血能够通达全身，以发挥其温煦滋养脏腑组织，抗御外邪，保卫机体的作用。故《灵枢·本脏篇》说："经脉者，所以行气血而营阴阳，濡筋骨，利关节者也。"

（2）调节机体气血阴阳的相对平衡：十二正经

与奇经八脉相互配合,相互协调,维持了机体气血阴阳的相互平衡。当机体工作活动时,血流入诸经,以供脏腑组织所用。睡眠休息时,血归于肝脏而储藏之,这种调节气血的机制,是通过经络实现的。

2. 病理方面

经络在病理上的反应,主要表现在疾病的发生和传变上。

（1）内脏有病形之于外:当内脏发生病变时,可通过经络反映到体表所属部位,如胸痹、真心痛的患者,其疼痛沿手少阴心经放射;肝病者胁痛;以及胃火的牙龈肿痛;肝火的目赤羞明;胆火的耳痛、耳鸣等。

（2）体表受邪,传之于内:体表感受外邪时,可通过经络影响内脏,如外感风寒,常影响肺脏而出现咳嗽。

（3）脏腑病变,可以互相影响:如肝病影响脾胃,心移热于小肠。

3. 诊断方面

（1）由于经络是沟通人体脏腑与各个组织的通道,其循行又有一定的部位和起止点,因此根据疾病的症状,结合经络的循行部位和所系的脏腑,可作为诊断疾病的根据。例如两胁疼,多为肝胆疾患;缺盆中痛是肺的病变;前额疼属阳明;偏头疼属少阳;头项痛属太阳等。

另外,有些疾病在某些经脉的穴位上有一定的反应。如患阑尾炎(肠痛)时,阑尾穴有压痛;患胆囊炎时,胆囊穴有压痛;患肝炎时,在肝俞穴有压痛。这样的穴位反应,可以协助诊断。

（2）舌诊：内脏通过经络与舌密切联系，心经之别系舌本，脾经连舌本、散舌下，肾经夹舌本，肝经上入颃颡，环唇内，口腔又是呼吸的通路，与肺关系密切。所以望舌是诊断方法之一。

4. 治疗方面

（1）经络学说是针灸治疗的理论依据，经络上的穴位，是人体气血转输的交会点，又是病邪侵入经络和脏腑的地方。故通过针灸穴位，可以治疗脏腑经络的疾病。临床常用的有：循经取穴、局部取穴和邻近取穴等。例如胃痛取胃经之足三里；肝病取肝经的期门穴，等等。

（2）在药物治疗方面

1）根据某些药物对某些脏腑经络起主要作用，因而有药物归经的理论。如麻黄入肺经，可以发汗、平喘、利尿；柴胡入肝胆经，可以开郁泄热，疏行结气。

2）经络还可以作为辨证和用药之参考。如头疼一证，根据经络进行辨证施治：枕部痛属太阳经，当用羌活；颞部痛属少阳经，当用柴胡；额部及眉棱骨痛属阳明经，当用白芷等。

3）本草中有"药物引经"之说。如羌活、藁本走太阳；升麻、白芷走阳明；柴胡走少阳；苍术走太阴；细辛走少阴；吴茱萸走厥阴。

总之，经络应用广泛，当前应用于外科的针刺麻醉以及新针疗法，都是在经络学说基础上发展起来的。

第四章　脏腑点穴常用穴位

一、头　面　部

头面部穴位总图见图 4-1。

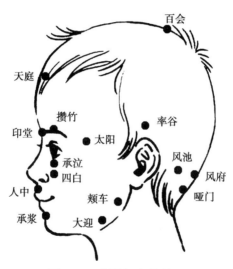

图 4-1　头面部穴位总图

1. **百会**（图 4-2）

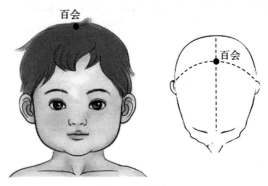

图 4-2 百会

部位：头顶正中线与两耳尖连线的交叉点。

作用：平肝息风,醒神复苏。

主治：惊风,癫狂,头痛,鼻炎,癫痫等症。

2. **天庭**（图 4-3）

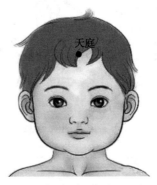

图 4-3 天庭

部位：从鼻直上入发际 0.5 寸。

作用:祛风邪,清头目。

主治:头痛、头晕等症。

3. 印堂(图 4-4)

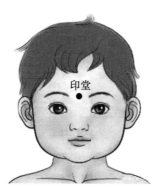

图 4-4　印堂

部位:两眉间陷中。

作用:清头目,祛风开窍。

主治:头痛头晕,鼻炎,失眠等症。

4. 攒竹(图 4-5)

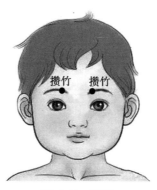

图 4-5　攒竹

部位:在眉头陷中。

作用:祛风明目。

主治:头痛头晕,眼疾,口眼歪斜等症。

5. **太阳**(图 4-6)

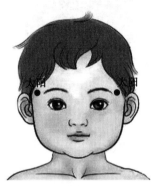

图 4-6　太阳

部位:眉后陷中的紫脉上,也可在眉骨端到耳尖连线,与外眼角和耳尖连线的交汇点附近取穴,距外眼角 0.5 寸陷中。

作用:清头目,祛风散火。

主治:头痛,感冒,目赤肿痛等。

6. 承泣(图 4-7)

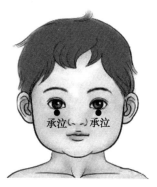

图 4-7 承泣

部位：目下七分，直对瞳子。
作用：祛风散火，疏邪明目。
主治：口眼歪斜，目睏动等症。

7. 四白(图 4-8)

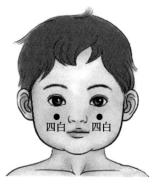

图 4-8 四白

部位：目下 1 寸，直对瞳子。

作用:祛风活络,明目。

主治:口眼歪斜,面肌痉挛等症。

8. 颊车(图4-9)

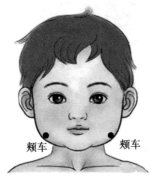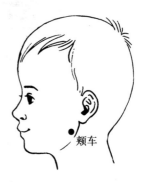

图4-9 颊车

部位:耳下0.8寸,曲颊端陷中(咬牙出现肌隆起,开口时稍凹陷)。

作用:开关通络,祛风调气。

主治:口眼歪斜,牙痛等症。

9. 人中（图 4-10）

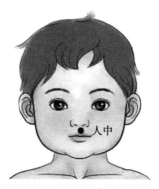

图 4-10　人中

部位：鼻柱下，人中沟上 1/3 处。

作用：醒神开窍，祛风清热，安神宁志。

主治：中风口噤，不省人事，口眼歪斜，惊痫抽搐等症。

10. 承浆（图 4-11）

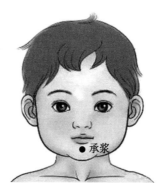

图 4-11　承浆

部位:下嘴唇下,正中凹陷处。

作用:祛口齿面目风邪,通络定痛。

主治:口眼歪斜,牙痛龈肿等症。

11. 大迎(图 4-12)

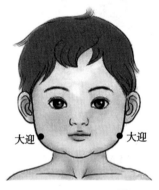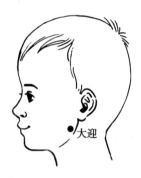

图 4-12 大迎

部位:曲颔前 1.2 寸,骨陷中动脉。

作用:开关通络,祛风调气。

主治:口眼歪斜,牙痛等症。

12. 风府（图 4-13）

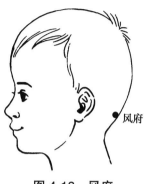

图 4-13　风府

部位:颈后入发际 1 寸宛宛中。

作用:祛风泄火,开关醒神。

主治:头痛目眩,中风,惊痫等症。

13. 风池（图 4-14）

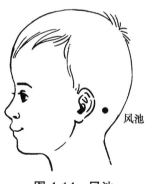

图 4-14　风池

部位:颈后枕骨下,大筋外侧凹陷处。

作用:祛风解表,清热明目。

主治:感冒,头痛,项强。

14. **哑门**(图 4-15)

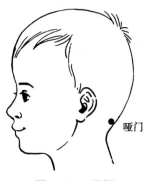

图 4-15　哑门

部位:颈后入发际 0.5 寸。

作用:利机关,通窍络,清神志。

主治:舌强不语,惊风等症。

二、胸 腹 部

胸腹部穴位总图，见图 4-16。

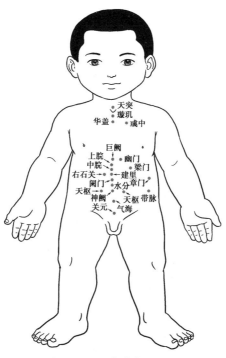

图 4-16　胸腹部总图

1. 天突（图 4-17）

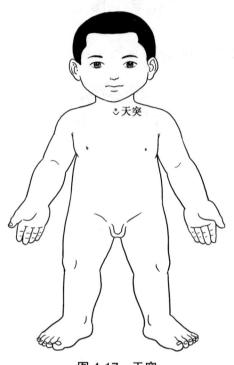

图 4-17 天突

部位：胸骨上窝正中。

作用：宣肺化痰，利咽开音。

主治：咳喘，气闭，痰厥等症。

2. 璇玑（图 4-18）

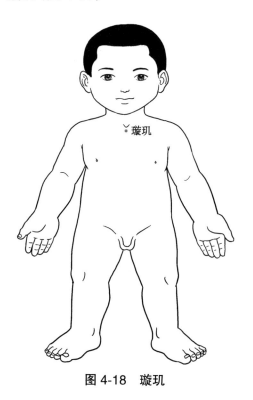

图 4-18 璇玑

部位：在天突下 1.6 寸。

作用：宽胸利气降逆。

主治：胸闷胀满。为开胸利气要穴。

3. 华盖（图 4-19）

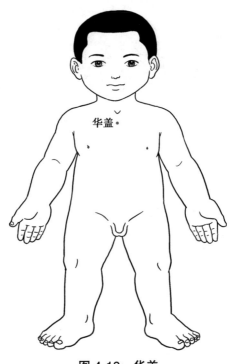

图 4-19　华盖

部位：在璇玑下 1.6 寸。

作用：宽胸，降气，利膈。

主治：咳嗽哮喘，胸胁胀满等症。

说明：华盖、璇玑、天突 3 穴，同时并用，在治巨阙时，使胃中浊气下降，不得上逆。

4. 彧中（图 4-20）

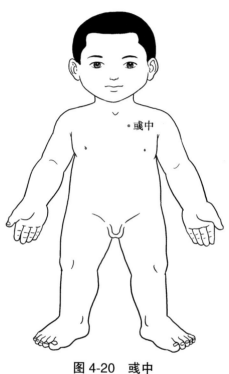

图 4-20　彧中

部位：在第 1、2 肋骨之间，华盖穴旁开 2 寸。
作用：宣肺降逆。
主治：咳嗽，气喘，胸胁胀满等症。

5. 巨阙（图 4-21）

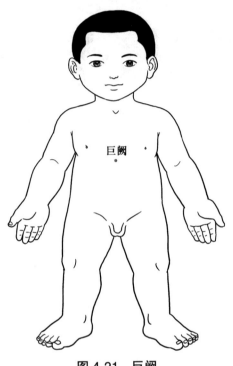

图 4-21　巨阙

部位：脐上 6 寸，腹正中线上。

作用：宽胸利膈，调气和胃。

主治：胸胁胀满，饮食不下，胃痛气逆等。

说明：推按此穴，可通顺食道之气。为治诸病时开胃纳气之穴。

6. 上脘（图 4-22）

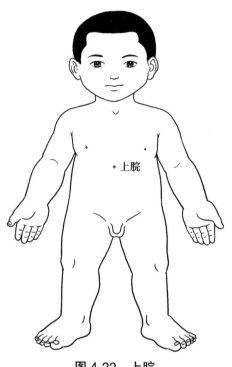

·上脘

图 4-22　上脘

部位:巨阙下 1 寸。

作用:健脾和胃,消食化积。

主治:嗳气呕吐,纳呆腹痛等。

7. 中脘（图 4-23）

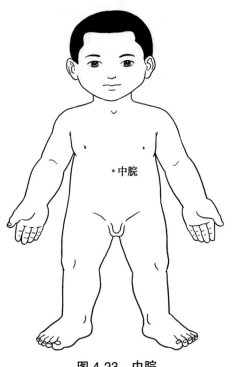

图 4-23　中脘

部位：脐上 4 寸。

作用：健脾和胃，消食和中。

主治：腹胀腹痛，泻痢，反胃吐酸等症。

说明：中脘、上脘可并用之，在肠胃之气放通后，酌情加用，以调和脾胃之气。

8. 建里（图 4-24）

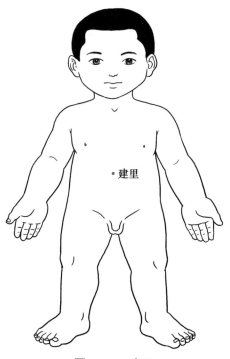

图 4-24　建里

部位：脐上 3 寸,腹正中线上。

作用：开通胃气,升清降浊,理气宽中,健脾和胃。

主治：呕吐,厌食,胃痛,腹胀,腹泻等症。

说明：凡治诸症,必须施治此穴,以调和脾胃气分。

9. 阑门（图4-25）

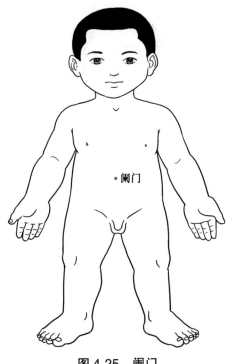

图4-25　阑门

部位:脐上1.5寸。

作用:通上下之气。

主治:此穴是开中气的关键,为按摩诸证时,必须首先施治的重要穴位。无论虚实各症,须首先放通此穴。

10. 水分（图 4-26）

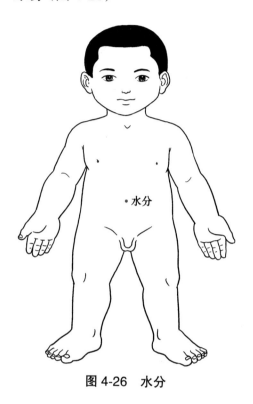

图 4-26　水分

部位:脐上 1 寸。

作用:分离水谷,利水消肿。

主治:泄泻,腹胀,水肿等症,必须与阑门穴并治,多点按数次,有特效。

11. 气海（图 4-27）

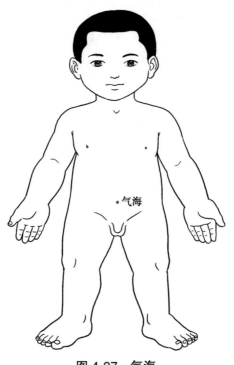

图 4-27　气海

部位：脐下 1.5 寸。

作用：调气滞，补肾虚，温下元，理经脉。

主治：小儿遗尿，腹痛，腰痛，疝气，脱肛等。

说明：此穴为生气之海，是治一切疾病必须施治之穴。推按时，感觉气机已开即止，久推伤气。

12. 关元（图 4-28）

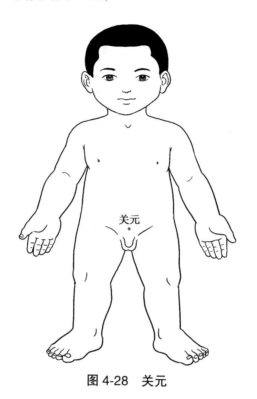

图 4-28 关元

部位:脐下 3 寸。

作用:培肾固本,补气回阳。

主治:遗尿,淋症,虚劳症等。

13. 章门（图 4-29）

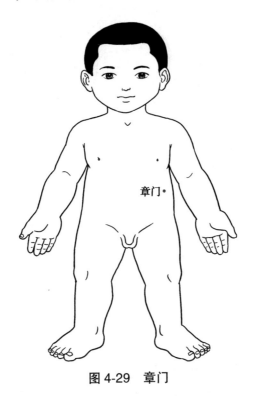

图 4-29　章门

部位：腋中线，第 11 肋端，屈肘合腋时，当肘尖处。

作用：疏肝和胃，理气止痛，消积化痰。

主治：失眠吐血，胸胁胀闷，消化不良，呕吐等症。

说明：点按时只取左章门。与阑门穴呼应治疗，为治诸症必施之穴。

14. 左梁门（图 4-30）

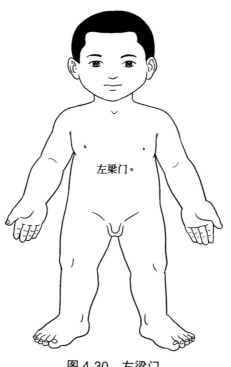

图 4-30　左梁门

部位：脐上 4 寸，旁开 2 寸。

作用：疏肝理气，调中和胃，化积散结。

主治：脘腹胀痛，呕吐不食，便溏脱肛等。

15. 右石关（图 4-31）

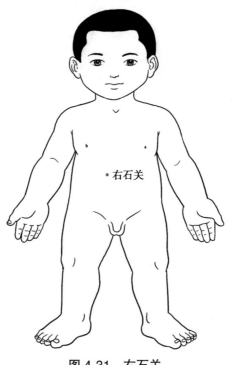

图 4-31　右石关

部位:脐上 3 寸,旁开 0.5 寸。

作用:理气和胃。

主治:胃病,腹痛,便秘等症。

说明:左梁门与右石关必须同时使用,才能调理胃气,使胃中浊气下降于小肠,无论虚实各症,均须治之。

16. 幽门（图 4-32）

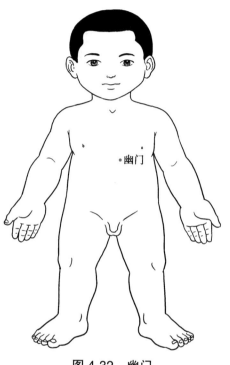

图 4-32　幽门

部位:巨阙穴旁开 0.5 寸。

作用:理气,解郁,散结。

主治:积聚,胃气错乱,胸胁满闷等症。

17. 天枢（图 4-33）

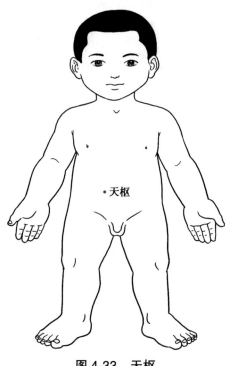

图 4-33　天枢

部位：神阙旁开 2 寸。

作用：调肠胃，理气滞。

主治：腹痛，泄痢，便秘，便血，膨胀等症。左右两穴并用能调大肠之气。

18. 带脉（图 4-34）

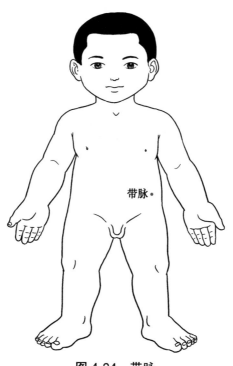

图 4-34　带脉

部位:在章门穴直下,与脐相平处。

作用:活动周身气血,开结通经达表,散瘀疏滞。

主治:腹痛,胃痛,胆痛,偏头痛等症。

说明:带脉与阑门穴需呼应治疗,使气血通达四肢,无论虚实各症,均宜施治。带脉与三阴交同时并用,有散瘀疏滞之力,对肠胃积滞、诸般结症、剧烈腹痛、胃痛、胆痛等均为必须施治的重要穴位,但需把中下焦之气放通后,再放此穴。

三、腰 背 部

腰背部总图见图 4-35。

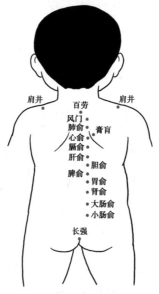

图 4-35　腰背部总图

1. 肩井（图 4-36）

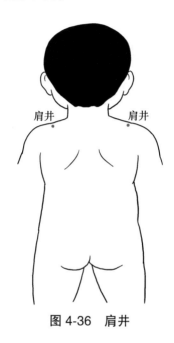

图 4-36 肩井

部位:在肩上陷中。大椎与肩峰连线之中点,肩部筋肉处。

作用:宣通气血,发汗解表,升清降浊。

主治:上肢痹痛,肩背痛,感冒等症。

说明:与百劳穴并用,治痨伤虚损等症,有升清降浊之功,可使胃中浊气下降。风府散风,哑门与心气相通,肩井、风府、哑门三穴并用,有补损散风、平心气的作用,无论虚实各症,必须先用。

2. 百劳（即大椎穴）（图 4-37）

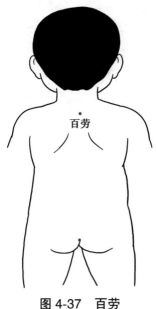

图 4-37　百劳

部位：在第 7 颈椎与第 1 胸椎棘突间凹陷中。

作用：清热解表，宣肺降气，安神镇惊。

主治：发热，感冒，咳喘，急慢惊风，五劳七伤等。

说明：百劳为督脉之要穴，凡治腰背部和督脉各穴时，无论何症，必须首先施治此穴，与肩井并用。

3. 风门（图 4-38）

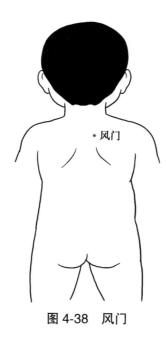

·风门

图 4-38　风门

部位：在第 2 胸椎下，旁开 1.5 寸。

作用：宣肺解表，祛风通经。

主治：感冒，咳嗽，气喘。为散风之主穴。

4. 肺俞（图 4-39）

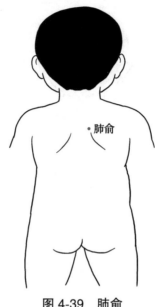

图 4-39　肺俞

部位：第 3 胸椎下，旁开 1.5 寸。

作用：调肺理气，止咳平喘。

主治：咳嗽，哮喘，肺痨，胸膜炎，外感发热等症。

5. 膏肓（图 4-40）

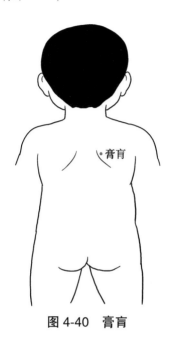

图 4-40 膏肓

部位：第 4 胸椎下，旁开 3 寸。

作用：补虚损，开胸顺气，补肺健脾，宁心培肾，有强身防病之功。

主治：五劳七伤，脾胃虚弱，咳逆吐血，脏腑虚损。

6. 心俞（图 4-41）

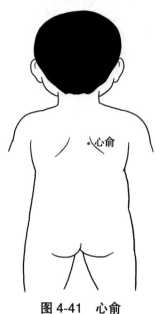

图 4-41　心俞

部位：第 5 胸椎下，旁开 1.5 寸。

作用：养心安神，开窍定志。

主治：心气亏损，惊悸怔忡，癫病，精神病，心脏诸疾等。

7. 肝俞（图 4-42）

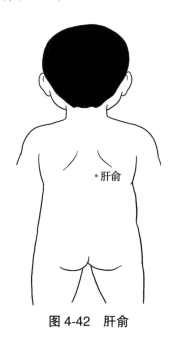

图 4-42　肝俞

部位：第 9 胸椎下，旁开 1.5 寸。

作用：平肝潜阳，清肝胆湿热，调气滞，明目。

主治：肝气不舒，癫狂，癔病，惊风，肝炎等症，为平肝要穴。

8. 胆俞（图 4-43）

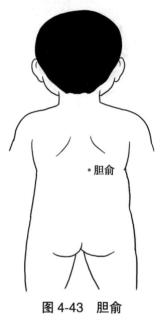

图 4-43 胆俞

部位：第 10 胸椎下，旁开 1.5 寸。

作用：清肝胆湿热，理气和胃宽中。

主治：胁痛，黄疸，胆囊炎，肝炎，胃痛，受惊腹泻等症。为治胆病主穴。

9. **脾俞**（图 4-44）

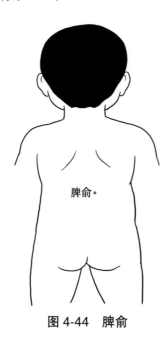

脾俞·

图 4-44　脾俞

部位:第 11 胸椎下,旁开 1.5 寸。

作用:健脾利湿,助运和营。

主治:脾胃病,水肿,黄疸,小儿惊风等症,为升脾阳的主穴。

10. **胃俞**（图 4-45）

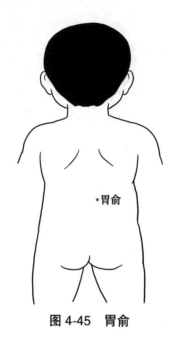

图 4-45　胃俞

部位：第 12 胸椎下,旁开 1.5 寸。

作用：调中和胃,消食导滞。

主治：各种胃病,消化不良,肝炎等症,为开胃要穴。

11. 肾俞（图 4-46）

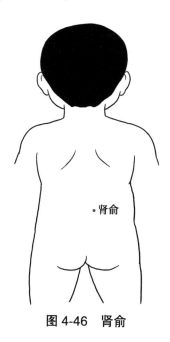

图 4-46　肾俞

部位:第 14 椎下,旁开 1.5 寸。

作用:补肾壮阳,明目聪耳,利水湿,强腰脊。

主治:下肢痿痹,半身不遂,先天不足,遗尿,肾炎,虚喘等症。此为补肾主穴,须与百劳同时并用。

12. 命门（图 4-47）

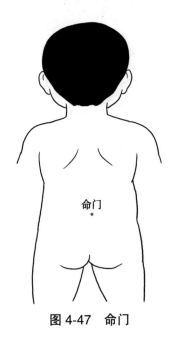

图 4-47　命门

部位：第 14 椎棘突下凹陷中。

作用：补肾壮阳，培元固本，疏经络，强腰脊。

主治：脊强，腰酸痛，肾病，脱肛，小儿癫痫等症。命门属相火，与肾有直接关系，遇肾脏诸症，必须升命门，以补肾脏。

13. 大肠俞(图 4-48)

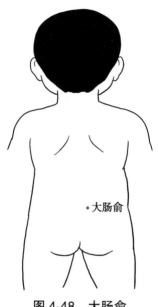

图 4-48 大肠俞

部位:第 16 椎下,旁开 1.5 寸。

作用:调理肠功能,理气导滞。

主治:大便秘结,肠鸣腹胀等症。善降大肠之气,虚弱之人慎用。

14. 小肠俞（图 4-49）

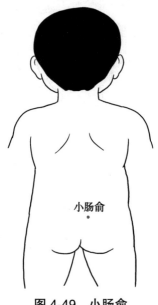

图 4-49　小肠俞

部位：第 18 椎下（平第 1 骶后孔），旁开 1.5 寸。

作用：理小肠，别清浊，调膀胱之气。

主治：疝气，遗尿，尿血等症。

15. 长强（图 4-50）

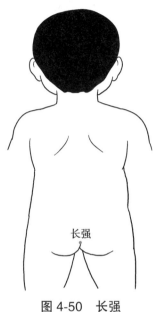

图 4-50　长强

部位:尾骨尖端下方。

作用:通调督脉经气,调理大肠功能。

主治:寒泻,脱肛,肠风下血,腰脊疼痛等症。

四、四 肢 部

四肢部穴位总图见图 4-51。

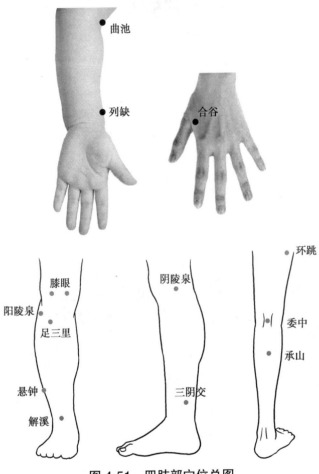

图 4-51 四肢部穴位总图

1. 合谷（图 4-52）

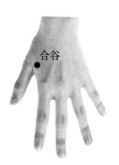

图 4-52　合谷

部位：拇、食二指伸张时，当 1、2 掌骨之中点，稍偏第 2 掌骨侧。

作用：疏风解表，通络止痛，通降肠胃。

主治：感冒，偏瘫，牙痛，胃病等。

2. 列缺（图 4-53）

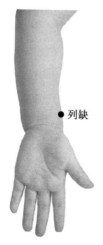

图 4-53　列缺

部位:手腕桡侧上 1.5 寸。

作用:宣肺祛风,疏经通络。

主治:手腕无力,半身不遂,咳嗽,咽痛等症。

3. 曲池(图 4-54)

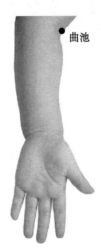

图 4-54　曲池

部位:屈肘时,当肘横纹外侧端。

作用:清热祛风,调气血,利关节。

主治:手臂麻木不仁,肘挛等症。

4. 阴陵泉（图 4-55）

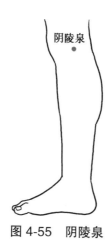

图 4-55　阴陵泉

部位:膝上内侧 2 寸（相当于针灸学中血海穴的部位）。

作用:疏通气分。

主治:与或中并用,可使气分疏通,为虚实诸症,在治任脉各穴后,必须施治的穴位。

5. 三阴交（图 4-56）

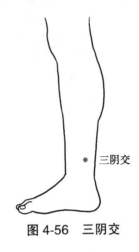

图 4-56　三阴交

部位：足内踝上 3 寸骨陷中。

作用：补气益血，健脾助运，通经疏滞。

主治：脾胃虚弱，腹胀便溏，失眠等。

说明：与带脉并用，治肠胃积滞及诸般结症，能使浊气下降。对剧烈腹痛、胃痛、胆痛、后脑痛等症，为必须施治之穴。

6. 悬钟（图 4-57）

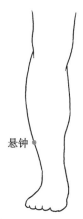

图 4-57　悬钟

部位:足外踝直上 3 寸。

作用:清髓热,强筋骨,祛经络风湿。

主治:瘫痪,筋拘挛等症。

7. 解溪（图 4-58）

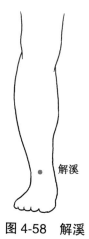

图 4-58　解溪

部位:踝关节前横纹中央两筋间,即系鞋带处。

作用:健脾益气,通经活络。

主治:足膝痿痹,腿拘挛,婴儿瘫,足下垂,足内翻,足外翻等症。

8. 承山(图 4-59)

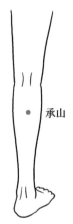

图 4-59　承山

部位:在小腿后面正中,腓肠肌下分肉间陷中。伸足时呈现"人"字纹处。

作用:舒筋活络。

主治:腰痛,转筋,半身不遂等。

9. 足三里(图 4-60)

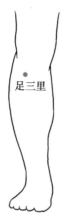

图 4-60　足三里

部位:在小腿胫骨旁,外膝眼下 3 寸处。

作用:健脾和胃,调中理气,导滞通络。为全身强壮穴,是小儿保健要穴之一。

主治:泄泻,厌食,腹痛,腹胀等消化系统疾病。

10. 委中（图 4-61）

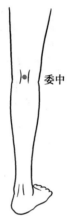

图 4-61　委中

部位：腘窝横纹中央。

作用：清血泄热，舒筋通络。

主治：中暑，膝痛，膝挛，下肢瘫痪等症。

11. 环跳（图 4-62）

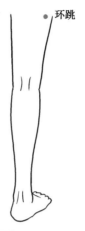

图 4-62　环跳

部位：在髀枢中，侧卧伸下足、屈上足取之。

作用：疏经活络，利腰膝。

主治：腰腿疼痛，麻木不仁，半身不遂，下肢痿痹等症。

第五章　点穴九大手法

脏腑点穴手法有补、泻、调、压、推、拨、分、扣、按9法。

一、补　法

用中指按住腹部某一穴位；或以拇指、中指并按两穴；或用示、中、无名指并按三穴，向右旋转（顺时针旋转）为补法（图5-1）。

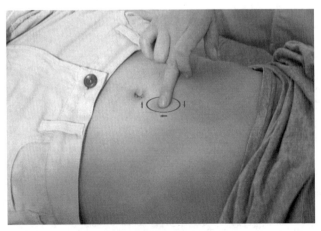

图 5-1　补法

二、泻　　法

与补法相反,向左旋转(逆时针旋转)为泻法(图5-2)。

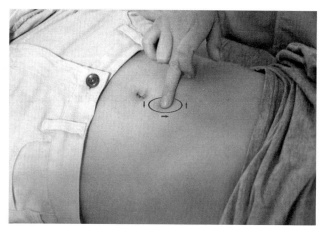

图 5-2　泻法

三、调　　法

用中指螺纹面作用于腹部某一穴位;或以拇指、中指并按两穴;或用示、中、无名指并按三穴,往返旋送为调法,属平补平泻,能活血调气(图5-3)。此法为小儿脏腑点穴常用手法,尤以儿童或体弱病重者多用。

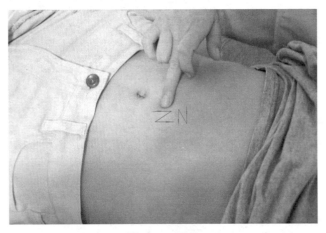

图5-3　调法

按:补、泻、调三法,适用于任脉及腹部穴位。

四、压　　法

以中指按住某穴部位不动,用示指面压于中指之上,微用力按之为压法;或也可用手掌、手背的侧面,正压少腹亦为压法(图5-4)。

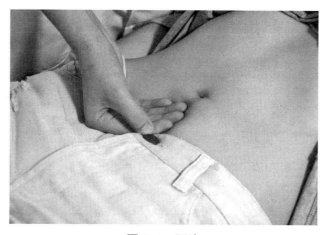

图 5-4　压法

五、推 法

按而送之为推。有斜推、直推、分推 3 种。

1. 斜推

适用于腹部，用右手的示、中指由某一穴位，向右斜推至某部位。例如推按左章门穴完毕，用右手示、中二指，由章门穴往下偏右斜推至少腹（图 5-5）。

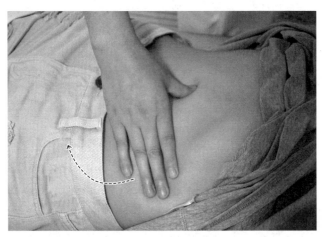

图 5-5 斜推法

2. 直推

适用于腹部和背部，用示、中指或手掌，由某一穴位向下直推至某部位。在腹部直推，用右手示、中二指推；在背部，用手掌直推（图 5-6）。

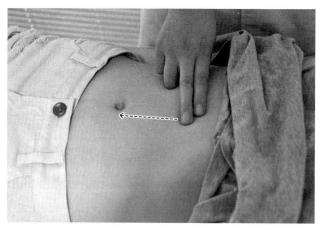

图 5-6 直推法

3. 分推

适用于背部,用两拇指由某一穴位,分向两侧往下,斜推至某部位(图5-7)。

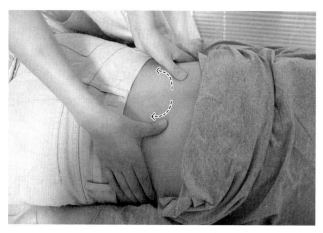

图 5-7 分推法

六、拨　　法

按而动之为拨。不同部位有不同的拨法。

1. 拧拨

适用于腹部任脉旁开穴位,用右手拇指、示指并按两穴,示、中指向右旋引,同时拇指乘势挑送(图5-8)。例如推按左梁门、右石关二穴完毕时,进行拧拨 1~3 次。

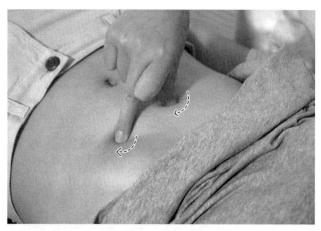

图 5-8　拧拨法

2. 顶拨

适用于背部,用两手拇指顶按住两个穴位的筋,慢慢向下拨弄至适当部位(图5-9)。例如,两拇指扣住两膏肓穴处的筋,缓缓向下拨弄至两肾俞穴。

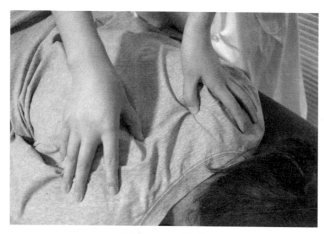

图 5-9　顶拨法

3. 提拨

适用于背部,用两拇指插于某一部位,扣住这个部位的筋,向上拨弄(图 5-10)。

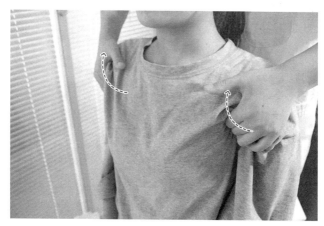

图 5-10　提拨法

4. 俯拨

适用于四肢部分筋法,用拇指按住某一部位的筋,顺筋势拇指向外侧或内侧慢慢地拨动到某适当部位(图5-11)。

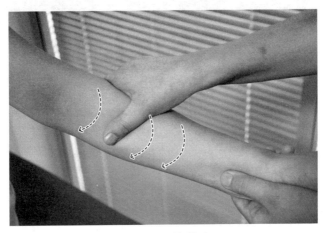

图 5-11　俯拨法

5. 仰拨

适用于四肢部分筋法。用示、中指托按住某部位的筋,顺筋势向外侧或内侧慢慢地拨动到某适当部位(图 5-12)。

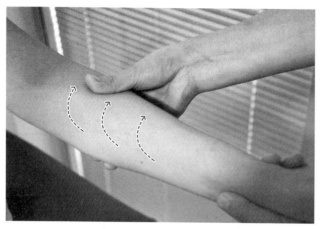

图 5-12 仰拨法

七、分　法

有分和分拨 2 种。

1. 分法

用拇指或示指的指端,按住某一穴位的筋向一个方向挑送,称为分法。适用于足三里、三阴交等穴(图 5-13)。

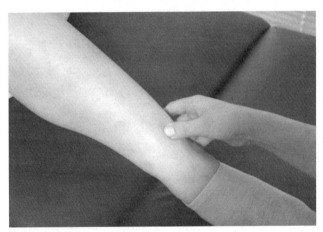

图 5-13　分法

2. 分拨法

用指端按住某一穴位的筋,以指端挑送,或来回左右拨弄,称为分拨法。适用于面部、手足部的穴位。

八、扣 法

用拇指、中指或拇指、示指做半月形,扣住两穴或两部位运行之。适用于胸腹部、背部和四肢部(图5-14)。

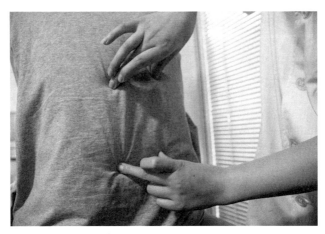

图 5-14 扣法

九、按　　法

用指按穴,向下微捺为按。用两手的拇、示、中、无名指,或用一指、二指、三指按穴而微捺之(图5-15)。

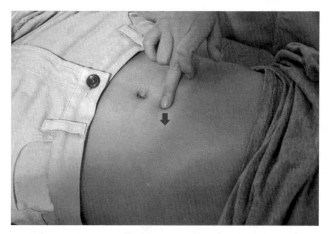

图5-15　按法

第六章　小儿脏腑常规点穴法

一、脏腑常规取穴

腹部及任脉取穴:阑门,建里,气海,带脉,章门,左梁门,右石关,巨阙。

背部及督脉取穴:百劳,肩井,膏肓,脾俞,肾俞。

二、脏腑常规点穴操作步骤

操作时,应先施治腹部及任脉(即胸腹部)各穴位。令患儿仰卧,两手平伸放于体侧,亦可让听话患儿舌舔上腭。医生坐在患儿的右侧进行操作。腹部及任脉各穴治疗完毕后,扶患儿坐起,医生立其背后,用双手施治背部及督脉各穴。背部操作有时也可让患儿趴在床上进行,但扶坐起操作更为常用。

第1式:医者用左手拇指按住巨阙部位,用右手中指按住阑门,旋转推按,约2分钟或以指下感觉气通为度(图6-1)。

第2式:医者左手拇指仍按住巨阙穴位不动,用右手中指按住建里穴,旋转推按(多视情况运用补、泻、调法)约2分钟或以感受建里穴气通为止(图6-2)。

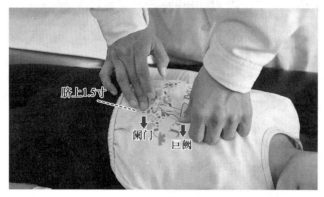

图6-1　第1式

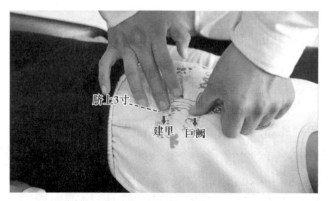

图6-2　第2式

第3式:医者用左手拇指按住右石关部位,示指或中指按住左梁门部位,右手中指按住气海穴,旋转推按约1分钟或感觉指下气通即止(图6-3)。需注意:气海穴易通,不宜久治,以防气脱,尤对儿童操作时更应如此。

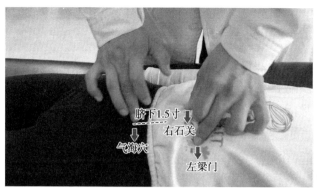

图6-3　第3式

第4式:两手放带脉。带脉为人体横向经脉,此式操作重要且应谨慎。医者用左手示指、中指和右手拇指同时按住阑门与水分之间的部位;左手拇指,右手示指和中指扣住腹部两侧带脉,往里拢拨,同时右手示指和中指,微微向里斜托,轻轻抖动,但扣住的带脉部位不能移动,以阑门感觉跳动为止,约1分钟。然后方可轻轻将手慢慢放开(图6-4)。初学者

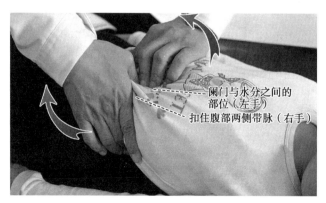

图6-4　第4式

未试出阑门跳动者,仍应按要求时间操作,右手抖动亦为放通关键,此式操作不可随意,需认真对待,轻托并放通为佳。

第 5 式:医者用左手拇指按住巨阙部位不动,右手拇指按住阑门穴,中指按住左章门部位,旋转推按以气通为度,约 1~2 分钟。推按毕,用右手示指和中指,由章门穴往下偏右斜推至少腹,最多不超过 3 次。操作换手时,不可同时放松,要顺次进行,以免扰乱气机,其他式操作亦然(图 6-5)。较小患儿被点

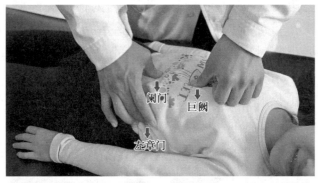

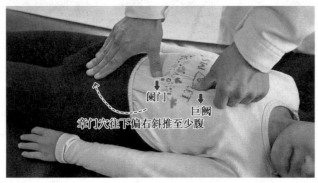

图 6-5　第 5 式

揉章门穴时,手法要着实,吸附在穴位上,避免患儿痒笑。

第6式:医者左手仍不动,用右手中指按住左梁门穴,拇指按住右石关穴,以适当手法旋转推按1~2分钟,或以感觉气通为度。推按毕,拇指和中指仍按以上2穴,进行拧拨1~3次(图6-6)。

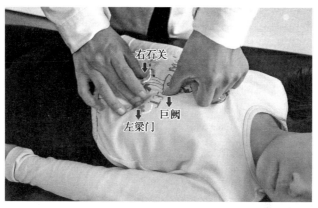

图6-6 第6式

第7式:医者左手换位,用左手的无名指扣在天突穴,中指按璇玑穴,示指则顺按华盖穴;右手中指按住巨阙部位,轻柔匀速旋转推按约2分钟或气通即止(图6-7)。

第8式:医者用左手中指和示指按住巨阙部位,用右手示指按上脘穴,中指按中脘穴,无名指按建里穴,同时旋转推按,感到中脘、建里部位气通即止,或推按1~2分钟(图6-8)。

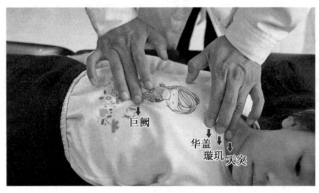

图 6-7　第 7 式

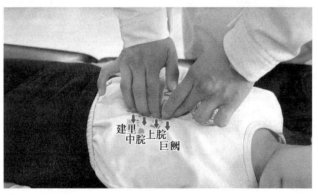

图 6-8　第 8 式

第 9 式:按照第 1 式,推按阑门穴 1 次(即医者用左手拇指按住巨阙部位,用右手中指按住阑门,旋转推按,约 2 分钟或以指下感觉气通为度)(图6-9)。

第 10 式:按照第 3 式,推按气海穴 1 次(即医者用左手拇指按住右石关部位,示指或中指按住左梁门部位,右手中指按住气海穴,旋转推按约 1 分钟或

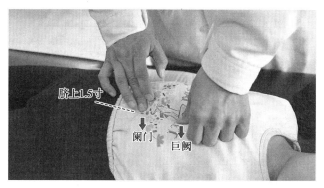

图 6-9　第 9 式

感觉指下气通即止。此穴易通,不宜久治,以防气脱)
(图 6-10)。

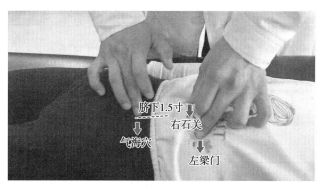

图 6-10　第 10 式

第 11 式:并压三把。在第 10 式做完后,左手不
动,右手中指仍按气海;无名指和小指顺势蜷起,轻
靠住患儿少腹,自右少腹右侧,缓缓压推至正面;中
指和示指蜷起,翻压少腹,自左少腹左侧缓缓压推至
正面;用手背缓缓向下压推至关元部位。一般做 1

次即可（图 6-11）。

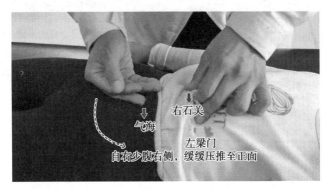

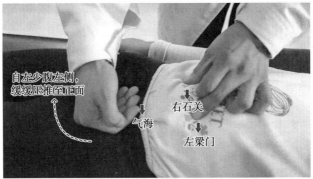

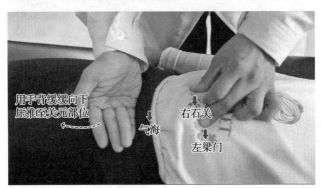

图 6-11　第 11 式

第 12 式：引气归元。医者左手捏住建里部位，右手捏住气海部位，同时提起，往上提三提，轻轻放开（图 6-12）。

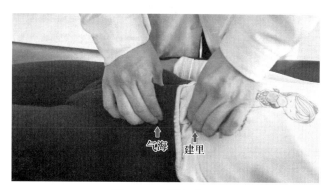

图 6-12　引气归元

第 13 式：彧中与阴陵泉齐放。医者用左手拇指和中指扣住两彧中穴，先用右手示指和中指，由巨阙部位向下直推至阑门，连续 3 次；再用右手拇指将左阴陵泉部位的筋按住拨开；然后用右手中指将右阴陵泉部位的筋按住拨开（图 6-13）。

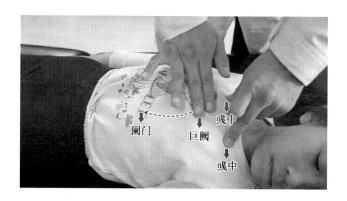

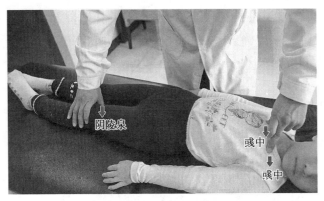

图 6-13 第 13 式

第 14 式：此时，开始后背部操作。扶患儿坐起或令其俯卧。医者用两手示指、中指扣住患儿的两肩井穴；右手拇指缓推风府、哑门 3~5 次（图 6-14）。

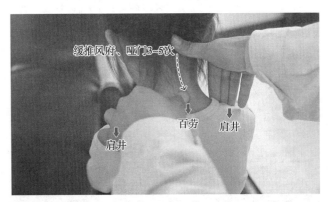

图 6-14 第 14 式

第 15 式：医者两手示指、中指仍扣两肩井穴；用右手拇指按住百劳穴，左拇指加按于右拇指上，两手示指、中指往里扣，拇指往下按，向内收紧，至患儿有感觉时为止,约 1 分钟(图 6-15)。

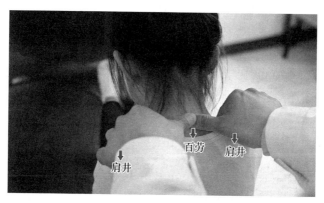

图 6-15　第 15 式

第 16 式:医者两手示指、中指不动;两拇指顺势向下扣住两膏肓穴处的大筋按压,或加之揉拨约 1 分钟(图 6-16)。

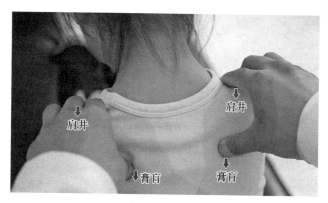

图 6-16　第 16 式

第 17 式:医者左手拇指、中指扣住两膏肓穴的

大筋（如钳形）按住不动,右手拇指、中指（如钳形）
则扣住两风门的大筋,顺其筋脉向下缓缓往里拨弄
至两膏肓穴,扣住不动;随即用左手拇指和中指扣住
两脾俞穴的大筋,按压脾俞约1分钟,右手仍扣住膏
肓穴的大筋,顺其筋脉,向下缓缓推至两脾俞穴为止
（图6-17）。

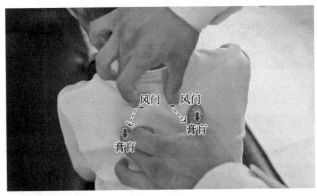

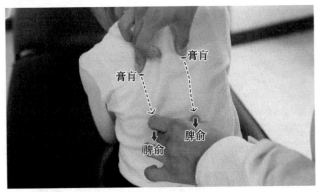

图6-17　第17式

第18式:医者用右手中指按百劳穴;左手拇指、

示指或中指扣住两肾俞穴大筋,往里合按,继揉之约1分钟(图6-18)。

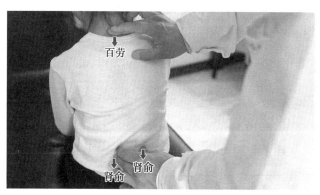

图6-18 第18式

第19式:医者两手拇指扣住两肩头,两手示指和中指扣住两腋窝前面的筋,分拨数次,注意拢过筋,不要按在筋上操作。再用两手示指和中指按住两肩头,两手拇指从背后插向腋下,用拇指提拨腋下后面的筋3~5次,随即顺其筋脉,缓缓向下拨送至两肘。操作3遍(图6-19)。

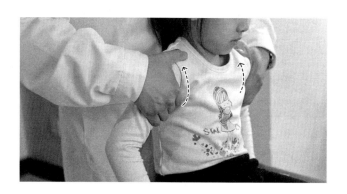

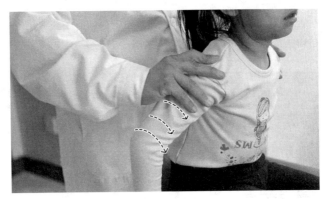

图 6-19　第 19 式

　　第 20 式:医者用两手示指和中指插向两肋,扣住不动;两拇指扣住两膏肓穴,用拇指端扣拨两膏肓处的大筋,往里合按约半分钟。然后两手拇指,顺其筋脉沿脊之两侧,缓缓左右往下分推至两肾俞为止(图 6-20)。

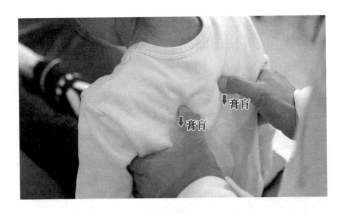

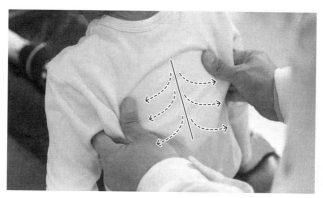

图 6-20　第 20 式

第 21 式：医者两手握拳，按挤脊背两大筋，自风门穴起，平铺轻柔地顺其筋脉徐徐向下，按至两肾俞穴。做 1 遍（图 6-21）。

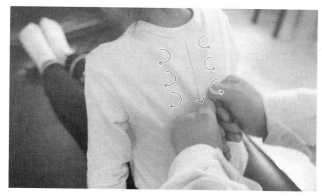

图 6-21　第 21 式

第 22 式：医者右手示指和中指扣住右肩井，用左手掌按住百劳向下推送至尾闾部位，3~5 次为止（图 6-22）。

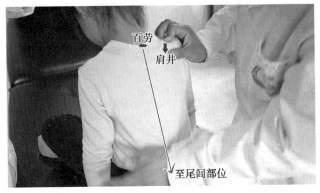

图 6-22 第 22 式

三、胸腹部及任脉各穴施术要领

1. 实证用重泻、轻补、拨压之法。

（1）实证先用泻法，泻通即需轻补数次，以防气脱。

（2）用泻法不能通畅时，泻时用力微压。若微压而指不能按下时，仍用泻法。到指下感觉似通之状，稍用力压之可通。如通，即轻补数次。

（3）两穴并治时先用泻。泻不通微拨之，微拨而指不能按下时，仍用泻。到指下感觉微动，即稍用力拨之。指下觉通，即顺其势用力推之，以顺其气，使气不再错乱凝聚。

2. 虚证用重调、轻泻、轻补之法。

（1）因气虚重补即塞，不补益亏，不泻则塞，重泻易脱，故需重用调法，轻用补泻。必先调之，调而不开则轻泻之。泻通即用补。

（2）如泻不通，微用压；压通即稍补之，以防气脱。稍补即调，使气分通畅。

（3）两穴并治时，亦先用调。调之不通，稍用泻，泻通即微补之。重调之后，气分通畅即微推之，使其气舒；微拨之，使其气畅。

3. 病实体虚者，应泻、调、补、压、拨、推六法并用，但重在泻、调。

（1）气分错乱需泻之，泻不通需压，使气通。过通，恐气脱，稍补之。重补，恐气塞，须重调之，调则气顺。

（2）两穴并治，亦先用泻，泻而不通，即微拨之，以使气通。过通，恐气脱，须稍补之。重补，恐气塞，须重调之，使气顺和。

（3）治病实体虚之证，调法宜后用。先调，气结不易开，泻补之后用调法，气分才能和畅。

4. 当今儿童，生活优越，父母溺爱，饮食不节，营养过盛，恣食肥甘冷饮，必有食滞，产生内热。或生痰，或生积，或夹惊。平时看似健康，但已潜伏病根，一旦外因激荡，疾病发生，则多见虚实夹杂之证。而大实大虚之疾少见。《温病条辨·解儿难》："小儿脏腑薄，藩篱疏，易于传变；肌肤嫩，神气怯，易于感触。"因此手法点穴，过补则滞，重泻则伤，法不对症，易生弊端，施治时须十分留意。唯独调法平和，为平补平泻之法，可使气机和畅，最适合小儿特点，临床用之安全。一般儿科常见病，将任督二脉调顺，脏腑气机通达，周天通畅，脏腑五行平衡，病则去矣。古人常云：小儿几无七情六欲，不常为情志所伤。但当代社会，儿童信息量大，更加智慧，有些儿童也会为七情所伤，诊治时需注意此点，则可促进疗效。

四、点穴操作的速度和时间

腹部及任脉各穴旋转推按的速度，以每分钟 120 次左右为宜。操作过快不宜得气，轻柔深透，着实吸附，手随心转，法从手出，气机通畅，事半功倍。小儿一般每穴操作 1~2 分钟或以气通为度。如此次气未通至，则也不宜推揉时间过长，可下次再徐调之。

五、辨指下气通

胸腹部操作时，调理气机，尤以调理气分为主，以打通任督二脉，使五脏平衡。施术操作，推按某穴时，旋转至将通之际，指下有多种感觉。有初按平和，旋转或推揉后指下感觉有突起一包或数包者；有的指下觉有流水状；有的如流水状而支支作响者；有的发现丝丝如捻发音；有的似先前胀硬突然松软或下陷；有的如水泡连珠而破者；有的如发丝轻抚；有的如帛衣在水上轻飘而过；有的如汲水之响者；有的是先觉气感上冲，经操作后气渐向下走；有的如或热或麻或寒感，一丝而过，等等，皆为气分将通之先兆。此时应悬肘，气贯指端，旋转不需用力，即轻而不浮地旋转或推按,指下出现绵绵悠悠,不疾不徐,柔和通顺之状,就是"指下气通"的感觉。当然,也有指下未发现上述各种先兆而有气通感觉的。凡此种种,笔下难以形容,全凭手法纯熟,细心体会,灵活掌握。不必拘泥书本,刻舟求剑。指下气通,虽是本法的治病关键,但初学者,不可强求,在没有感到气通时,可按各穴施术时间进行治疗。

六、点穴操作注意事项

1. 医者应态度和蔼耐心,消除患儿紧张情绪。患儿恐惧哭闹时,应耐心说服令其安静,不可强制施术。

2. 患儿仰卧后,解开腰带,暴露腹部,安静放松,自然呼吸,不要讲话。

3. 寒冷季节注意保暖,医者双手不可过凉,以免刺激患儿,影响治疗。

4. 空腹和饱餐后,不宜施术。剧烈活动如跑跳等,休息片刻,呼吸平稳后再做。

5. 治疗后忌生冷油腻之食,汗出应避风。

第七章 四肢分筋法

四肢分筋法,即上肢和下肢分筋法,在临床有很高的应用频次和较好的效果。它不似胸背部任督脉强调对气机和气分的调理,更讲究"分筋辟肉"之要领,正确操作,每每得心应手,亦可效如桴鼓。对康复、脑病等多种后遗症,以及儿童肌张力高、生长发育如身高体重等的促进和调理,多有很好的效果。

一、上肢分筋法

下面以左上肢分筋法为例。患儿取坐位,医者站在患儿的左外侧,按以下各式施治。

第 1 式:医者用右手捏住患儿左手腕,大指扣住患儿手腕背面,示、中指反扣患儿手腕正面,用左手将患儿的左手示、中、无名、小指握住,向里往复旋转数次;同时用捏患儿手腕的右手大指,分拨患儿左手腕背面的筋(图 7-1)。

第 2 式:患儿左臂蜷起,手向上扬,医者用右手将患儿左肘扣住,以大指扣曲池部位的筋,示、中指扣住肘后的筋,用左手大指握住患儿左手腕背面,示、中指握住患儿左手腕,向里往下合拨,用大指向下压,示指

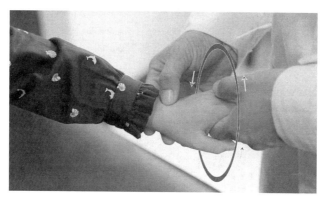

图 7-1　上肢分筋法第 1 式

和中指同时趁势向上挑,使患儿手掌向上仰(图 7-2)。

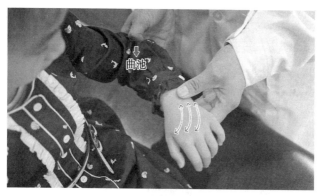

图 7-2　上肢分筋法第 2 式

第 3 式: 医者右手位置同第 2 式不变,随即往外仰拨,左手仍捏住患儿腕骨,大指顶住患儿手背的中指掌骨往里压,示、中指扣住脉门(即手腕诊脉的部位),使患儿的手勾起往外仰拨(图 7-3)。

按照 2、3 式,仰合、里外、上下分拨 3~5 次。

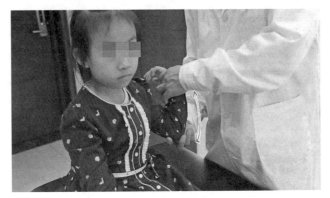

图 7-3　上肢分筋法第 3 式

　　第 4 式：患儿左臂屈曲平伸，医者用左手握住患儿左手腕，手心对患儿腕背，大指扣住患儿虎口（即合谷穴），示指和中指扣住患儿的脉门，用右手示、中指按住患儿左肩头，右手大指扣住患儿左腋下前面的筋，分拨 3~5 次（图 7-4）。

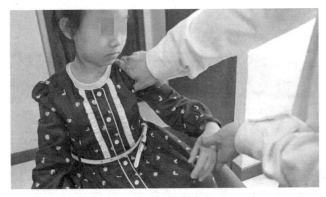

图 7-4　上肢分筋法第 4 式

　　第 5 式：医者左手仍照第 4 式握住患儿左手腕，

右手大指扣住患儿左肩头,示指、中指将腋下面的筋扣住分拨,循肱骨后外侧面的筋,一手一手地往下分拨至肘端止,操作3~5次(图7-5)。

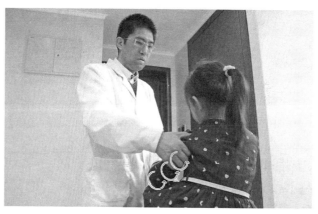

图7-5　上肢分筋法第5式

第6式:医者左手仍握住患儿左手腕,用右手大指扣住病人左肘下外侧面的筋,同时用示、中指扣住肘下面、与大指相对处,大指向下扣拨,食、中指向上仰拨,顺其筋脉,一手一手地向前仰合分拨,大指至列缺部位止,同时示、中指分拨至与大指相对部位亦止,拇指其余四指仰合时皆拨之。分拨时,患儿五指均有感觉摇动,因所拨的筋,均与五指相通(图7-6)。

第7式:患儿左臂反仰平伸。医者用右手大指顶住患儿左手掌背面中指的骨节,示、中指握住患儿手掌及手腕右侧面。用右手大指往里推,示、中指往外合,使患儿的手掌成为向上往里仰勾,与肩头相对。用左手的大指推住患儿左肩井上通项的大筋,

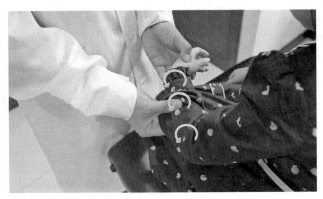

图 7-6　上肢分筋法第 6 式

示、中指扣住背后靠肩胛骨处。同时用右手将患儿的左手往外抻,左手扣住患儿左肩的筋往后推,使患儿左臂反仰,将其手臂的筋抻开(图 7-7)。

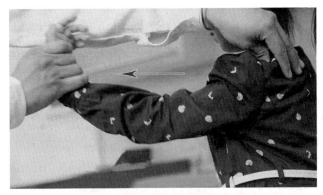

图 7-7　上肢分筋法第 7 式

第 8 式:医者右手仍顶住患儿左腕骨,随即将患儿左手翻过,使患儿手往下垂;用左手示、中指按住患儿左肩头,以大指按住肩头骨节处的筋,用右手将患儿的左臂向前后往来摆动。同时左手大指分拨患儿肩头骨节处的筋（图 7-8）。

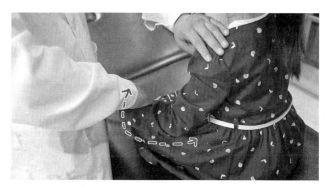

图 7-8　上肢分筋法第 8 式

第 9 式：医者右手仍扣住患儿左手腕骨，用左手大指扣住患儿左腋下前面的筋，示、中指扣住肩井部位，将其臂向后反背 2~3 次，以患儿的左臂能反背到右侧软肋下为止。但不可勉强，如遇臂不能屈伸者，以能反背到何处，就到何处止即可（图 7-9）。

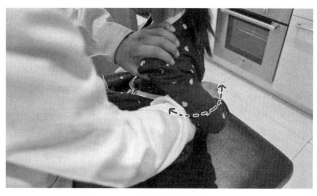

图 7-9　上肢分筋法第 9 式

第 10 式：患儿左臂平伸，再照 4、5、6 式重做 1
遍。医者即用右手捏住患儿左腕，用左手的示指及
大指，将患儿的大、示、中、无名、小指顺次捻拨，同时
用右手大指，亦顺次拨弄左手腕背面与手指相连的
筋（图 7-10）。

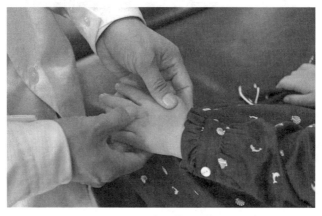

图 7-10　上肢分筋法第 10 式

第 11 式：医者用右手握住患儿左手的无名指
和小指，左手握住患儿的示指和中指，以两手大指扣
住患儿的左手掌背面，抖动患儿左臂，舒其筋络（图
7-11）。

第 12 式：医者用右手反捏住患儿左手腕，用左
手大指托住患儿左臂腋下前面的筋，以虎口、示指和
中指托住左腋下全部及后面的筋，用右手将患儿左
臂向后反背过腰，以能背过至右边软肋为止，做 3~5
次，但切不可勉强，以能反背到何处，即到何处止
（图 7-12）。

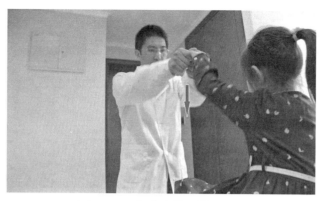

图 7-11 上肢分筋法第 11 式

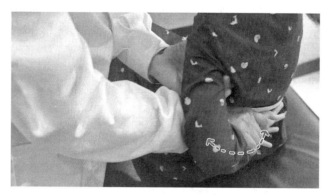

图 7-12 上肢分筋法第 12 式

第 13 式:医者左手握住患儿左腕,用右手大指扣住患儿左肩井部位通往项部的大筋,示、中指拨按患儿的肩胛骨,将肩胛骨向上扳起,同时左手握住患儿左腕,将患儿左臂蜷起,使手掌微仰拎起。从胸前循右上方将患儿的手掌往外翻,向外绕转,循左下方徐徐转至肋下间,随即顺其势,经胸前,向右上方往复绕转作环形,操作 2~3 次(图 7-13)。

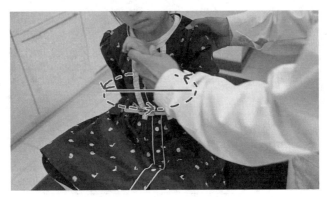

图7-13　上肢分筋法第13式

第14式:医者用右手扣住病人左肩头,左手托捏左腋窝的筋,命患儿将左臂扬起,由头顶摸右耳。医者双手捏拿左肩头及腋窝部的筋3~5次(图7-14)。

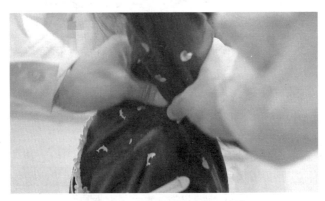

图7-14　上肢分筋法第14式

右臂分筋法与左臂分筋法操作相同。患儿仍为坐位,医者站在患儿的右外侧进行操作。不再赘述。

二、下肢分筋法

以右腿分筋法为例。患儿仰卧,左腿平伸,右腿屈曲,足趾往里靠合,足跟与股相对。医者站在患儿的右侧,按以下各式施治。

第1式:医者用两手大指,扣住患者右腿膝盖上两膝眼部位,两手示、中、无名指扣入右膝后两边的筋,向患儿左侧面缓缓扳下,缓按3~5次(图7-15)。

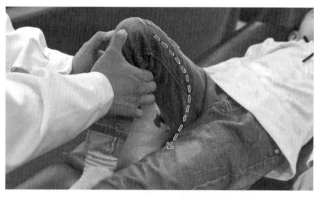

图7-15 下肢分筋法第1式

第2式:仍将患儿右腿屈起,医者用右手大指按膝上,中指和无名指扣阴陵泉部位。用左手示指和中指扣住右膝上面大筋,大指扣住膝后,示指和中指拨膝上面的大筋,缓缓向前拨动至大腿根部止(图7-16)。

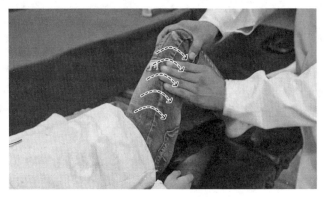

图 7-16　下肢分筋法第 2 式

第 3 式：医者右手掌仍按膝上，用右手中指、无名指扣住膝面，左手大指扣住右膝后外侧大筋，缓缓向前拨动至环跳部位止，做 3~5 次（图 7-17）。

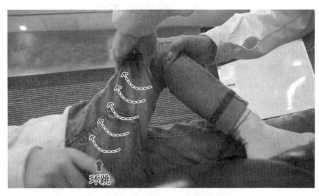

图 7-17　下肢分筋法第 3 式

第 4 式：医者左手掌按膝上，用右手中指和无名指扣住膝面，大指扣住右膝后内侧大筋，缓缓向前拨动 3~5 次（图 7-18）。

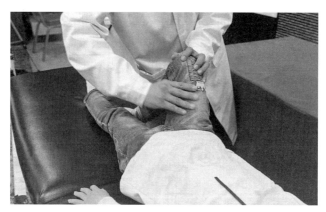

图 7-18 下肢分筋法第 4 式

第 5 式：患儿右腿屈起，医者用右手示指和中指扣住右腿弯内侧阴陵泉部位的筋，大指扣住膝上。用左手大指扣住右膝下髌骨上端，示指和中指扣委中部位的筋，向下缓缓拨动，揉送至承山部位止，做 3~5 次（图 7-19）。

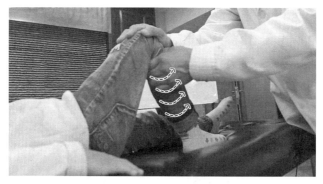

图 7-19 下肢分筋法第 5 式

第 6 式：医者左手扣住患儿脚腕，用右手示、中指按右膝下内侧,大指扣住右足三里部位的筋,顺其筋势,向下缓缓拨送至悬钟部位止。患儿的足趾及脚背,均有感觉,做 3~5 次(图 7-20)。

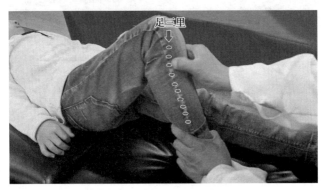

图 7-20　下肢分筋法第 6 式

第 7 式:患儿右腿仍屈起,医者用右手大指扣住右足三里部位的筋,示指和中指扣住小腿后面。左手示指和中指扣住右足跟腱,大指分拨脚腕部的筋。自右足内踝起,经解溪部位至外踝止,将其筋络往后拨动,做 3~5 次(图 7-21)。

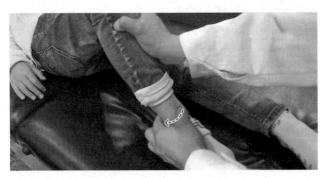

图 7-21　下肢分筋法第 7 式

第8式：医者右手仍如第7式位置不变，用左手大指拨动脚背前面的筋，自右足大趾根起，至小趾根止，反复拨动，做3~5次（图7-22）。

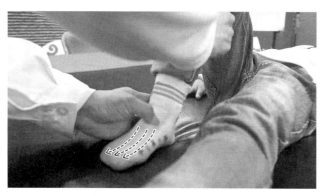

图7-22 下肢分筋法第8式

第9式：患儿右腿蜷起，右脚外侧压在左膝上，医者用左手中指、无名指扣住右膝后内侧阴陵泉部位的筋，左手大指扣住膝上。用右手大指端分拨右三阴交部位的筋（图7-23）。

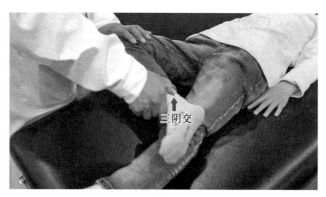

图7-23 下肢分筋法第9式

第 10 式:医者左手中指、无名指仍扣住患儿右阴陵泉的筋,用右手握住右足内外踝,屈伸扰按(shen jiao)3~5 次(图 7-24)。

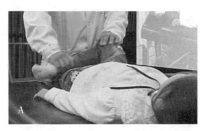

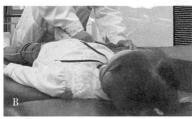

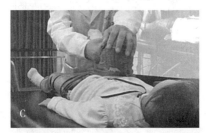

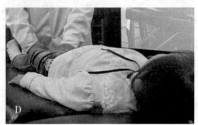

图 7-24　下肢分筋法第 10 式

第 11 式：再将患儿右腿屈起，足跟靠住股间，足趾微往里合。医者用右手大指扣住右膝外侧大筋，示、中指按在膝上，用左手大指按住右足背解溪部位，食、中指按住足外踝及足跟，用右手掌按右膝上，向左侧面缓缓下按 3~5 次（图 7-25）。

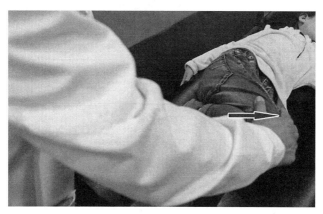

图 7-25　下肢分筋法第 11 式

第 12 式：医者右手位置不变，同 11 式。将患儿右腿向左侧压按至左腿上。医者左手叉开，用拇指在右环跳部位揉推 3~5 次后，即顺胯后推至肾俞穴。医者左手即改成钳形，用左拇、食二指，将两肾俞穴扣住，拨 1~2 次为止（图 7-26）。

左腿分筋法与右腿分筋法的手法相同。患儿仍仰卧，右腿平伸，左腿屈起，足心向下，足趾往里靠合，足跟与股相对。医者站在患儿的左侧，依照右腿分筋法的手法操作。做到第 12 式时，不必加治肾俞穴。

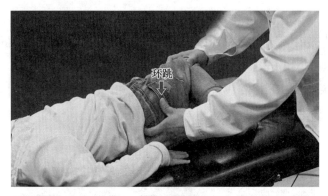

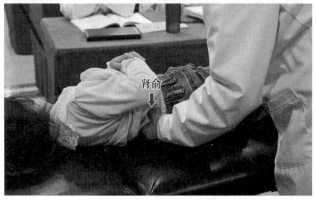

图 7-26　下肢分筋法第 12 式

第八章　头面部手法

一、口眼㖞斜的治法

患儿取坐位,若婴幼儿可抱坐于母亲怀中,医者对面站立。

第1式:医者两手示指扣住患儿两太阳穴,两中指扣两颊车穴,两无名指扣两大迎穴。用左手大指端直顶住承浆穴,右手大指端直顶住人中穴,两手大指端同时分拨人中、承浆两穴的筋。

第2式:医者两手的示指、中指和无名指仍照第1式扣住穴位不动。如口眼㖞斜向左侧者,右手大指端按住左眼下承泣穴的筋不动,用左手大指端按住右眼下四白穴,分拨其筋。再将右大指端按住左眼下四白穴不动,用左手大指端按右眼下承泣穴,分拨其筋。如口眼㖞斜向右侧者,左手大指端按住右眼下承泣穴不动,用右手大指端按住左眼下四白穴,分拨其筋,再将左大指端按右眼下四白穴不动,用右手大指端按住左眼下承泣穴,分拨其筋。

第3式:医者用两大拇指拨弄两攒竹穴的筋十数次。

第4式:用两中指按住患儿两太阳穴,同时用两大指由印堂穴向上推送至天庭穴,做 3 次(图 8-1)。

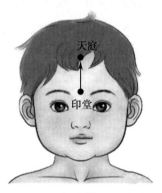

图 8-1　印堂推至天庭穴

第 5 式:医者用两大指由攒竹穴,缓缓按过眉弓至太阳穴,大指微按太阳穴。

第 6 式:接着由两太阳穴推至两耳窍(图 8-2)。

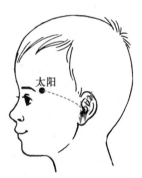

图 8-2　太阳穴推至耳窍

第 7 式:医者用两手大指和示指上提两耳轮,以食、中指按耳后,大指和示指由耳窍下拉两耳垂。

　　第8式：接着用两中指扳开两耳门，随即用两手大指封闭两耳门。

　　自第1式起至第8式止，一手紧接一手，连续不断共8式，重复施治3~5遍。

　　第9式：医者左手托住患儿左手，将左手示指或中指屈曲，用屈指关节背面，捣患儿左手小天心穴（图8-3）。向㖞斜的相反方向捣，即口角向左歪，小天心向右捣；口角右歪向左捣。每分钟200次左右，捣15分钟。并教会家长，令其每晚向口眼㖞斜的相反方向，捣患儿小天心30分钟，可提高疗效。

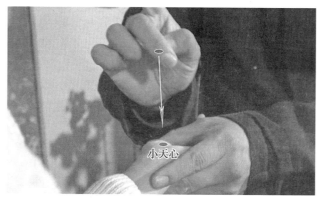

小天心

图8-3　捣小天心

二、眼保健推拿法

　　眼为人体视觉器官，主要的生理功能是视物辨色，表达感情，对人极为重要，被视为"人身至宝"。随着生活水平的日益增长，儿童假性和真性近视的比率却日益提升。少年正处在身体生长的时期,随着生长发育,视力应该是越来越好。可是有不少小学生,日常不注意保护眼睛,看书写字的姿势不正确,长时间近距离阅读、看电视、玩电子游戏,加重视力的疲劳度,弄得头昏脑涨。或者视力减退,变成近视眼。每天认真做眼保健推拿,可以有效地保护眼睛,预防近视。

1. 处方

揉攒竹、闭目揉睛明、揉四白、揉太阳、刮眼眶、揉风池各 36 次。

2. 推拿操作

(1)按摩攒竹、四白、太阳 3 穴时,要用双手示指面,同时按压左右两侧的太阳穴,找出酸胀感最显著的一点,做灵活的揉动(图 8-4)。

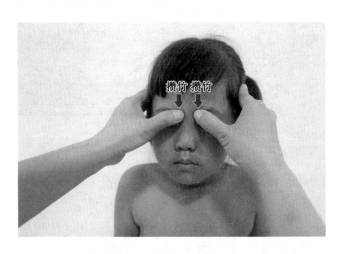

攒竹 攒竹

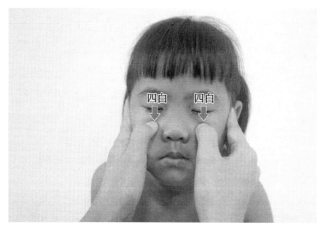

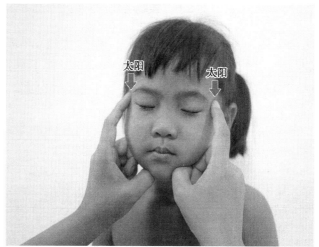

图 8-4　按摩攒竹、四白、太阳穴

（2）揉睛明穴：双眼闭合，用一只手的拇、食二指，相对用力捏揉左右两睛明穴（图 8-5）。

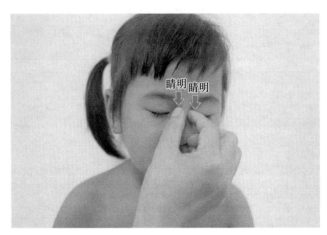

图 8-5 揉睛明穴

（3）轮刮眼眶：左右拇指分别按住太阳穴，四指蜷起，以示指第 2 节内侧面刮眼眶一圈，先上后下，上眼眶从眉头刮到眉梢，下眼眶从内眼角刮到外眼角（图 8-6）。

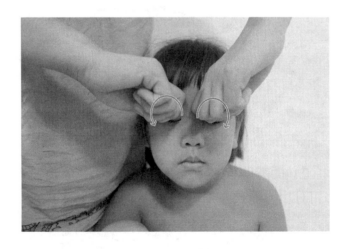

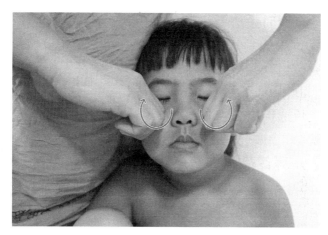

图 8-6　轮刮眼眶

（4）揉风池穴：用一手拇、示指指面同时按压两风池穴，产生酸胀感后再揉之（图 8-7）。

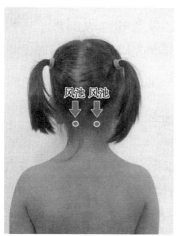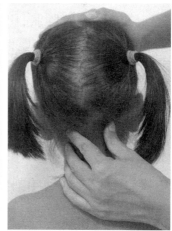

图 8-7　揉风池穴

按摩时手法要正确,用力应均匀、持久、柔和,使酸胀感渗透到穴位深处,才能获得最佳效果。否则马虎敷衍,偏离穴位或只接触表皮,是毫无作用的。

3. 保健作用

疏通经络,运行气血,增强视力,保护眼睛,预防近视。

4. 保健范围

弱视、近视、远视等各种眼疾,长时间看书、看电视造成视力减退者。

三、鼻保健推拿法

鼻为肺窍,是呼吸的通道,司嗅觉,辨别香臭,帮助发音。小儿鼻腔狭窄,鼻黏膜柔嫩且富有血管,易受到感染而充血肿胀,引起鼻塞和呼吸困难。所以急慢性鼻炎等也是儿童的常见病。进行鼻的保健推拿,可保护鼻腔,预防鼻病。

1. 处方

揉迎香、擦鼻梁、揉风池各 36 次。

2. 推拿操作

揉迎香,以两手大指指面分别按揉左右迎香穴36 次;擦鼻梁,以两手拇指桡侧面按鼻两侧,由迎香向上推至鼻根,往返按摩至局部发热;揉风池的操作同眼保健法(图 8-8~ 图 8-10)。

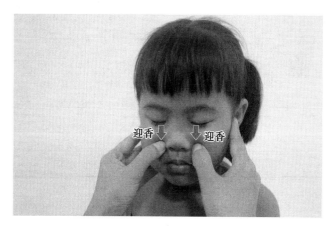

图 8-8 揉迎香穴

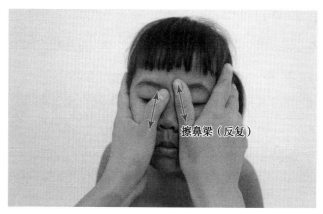

图 8-9 擦鼻梁

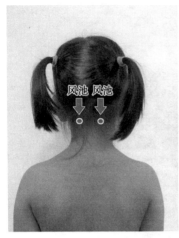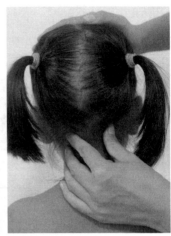

图 8-10 揉风池穴

3. 保健作用

通经络,活气血,开窍逐邪,治疗鼻疾,预防感冒。

4. 保健范围

各种鼻炎、鼻出血,感冒预防等。

第九章　常见病辨证疗法

　　赵鉴秋教授经过 50 余年的临床探索,扩大了脏腑点穴法治疗小儿疾病的范围,常用于治疗呕吐、泄泻、积滞、厌食、疳积、佝偻病、腹痛、痢疾、肝炎、胆囊炎、胰腺炎、便秘、肠套叠、先天性巨结肠、感冒、发热、咳喘(气管炎、肺炎、哮喘)、百日咳、鼻衄、贫血、紫癜、心肌炎、水肿(肾炎、肾病综合征)、急惊风、慢惊风、癫痫、小儿多动症、脑性瘫痪、脑发育不全、脑外伤脑震荡后遗症、各种脑炎后遗症、小儿精神病、婴儿瘫后遗症、面瘫、神经性尿频、消渴、尿崩症、遗尿、脱肛、疝气、胎黄、新生儿大便不通等多种疾病。某些疾病也可与传统小儿推拿法结合应用。

　　治疗小儿常见病,一般都是在常规手法基础上,辨证加减取穴。每日施治 1 次,6~10 天为 1 疗程,疑难杂症有时 1 个月为 1 疗程。病未愈可连续或间隔 3 日再做第 2 疗程,直至治愈。治急重病,可酌情1 日施治 2~3 次。

一、厌　食　症

　　厌食是指小儿较长时间食欲减退,甚则拒食的一种常见病。病因多样,常为饮食喂养不当,恣食肥甘,过食生冷,损伤脾胃正常运化功能;或因素禀脾胃虚弱,后天不足,脾虚则不运,胃弱则不纳,从而产生见食不贪,日久消瘦,抗病力弱,影响正常生长发育。

【治法】

常规点穴加胃俞,大便秘结加大肠俞。

腹部及任脉各穴,用轻泻、轻补、重调法。背部及督脉各穴施以扣、按、拨法。

厌食症病位在脾胃。其病机为脾失健运,胃失受纳,脾胃不和。治则以调理脾胃为大法。阑门在大小肠交会之处,是顺通上下气和开中气的要穴,施治时应首先放通此穴。建里部位属脾,有健脾理气、和胃宽中之效。于阑门放通后,即须治此穴,以开通胃气,使浊气下降。活动脾经,令清气上升,脾胃功能正常,积滞自消。因此说:"点阑门、泻建里,泻下肚腹诸般积。"气海有通调任脉、温下元、调气滞、补肾虚之功。推按时感觉气机已开即止,久推伤气。带脉与十四经相连,放带脉可活动周身气血,有开结通经、疏滞散瘀之功。左章门与阑门穴呼应治疗,有通顺小肠气分之功。左梁门、右石关两穴必须同时并用,才能调理胃气。推按巨阙穴,可通顺食道之气,为开胃纳之主穴。以上各穴部位治毕,再加调上脘、中脘、建里1次,以调和脾胃之气。肠胃之气虽已通畅,但恐中焦复结,故须再治阑门1次,以调中焦之气,再治气海 1 次,以利于胃肠中的浊气下降。并压三把,以活动大肠之气。再用引气归元法,导气达于丹田,使清升浊降,患儿即有舒畅之感。治背及督脉诸穴,由上而下,节节放通,具有疏通表里之气、交通督任二脉、调整气机的作用。其中胃俞为开胃要穴,脾俞为升脾阳主穴。若大便秘结者,加治大肠俞,以通大便。诸穴操作完毕,则使全身气机流畅,脾阳得振,胃阴得复,胃纳大开,脾胃纳运之功恢复正常,厌食之证可豁然而除。

有些孩子不爱吃饭,不长肉、不长个,有的能吃却不长,有的不吃都长肉,这些都属于脾胃失和,也可用此法调理。

【疗效】

1984—1987 年,在儿科门诊用脏腑点穴法,治疗小儿厌食症 132 例。其中男 88 例,女 44 例;发病年龄 6 个月至 2 岁 88 例,3~6 岁 95 例,7 岁以上 9 例;病程最短 1 个月,最长 4 年。治疗期间停用一切中西药物。治疗效果:痊愈(食欲明显改善,主食量增加 1 倍以上,临床症状消失)125 例,占 95%;好转(食欲改善,主食量增加 0.5 倍以上)6 例,占 4%;无效(推拿 3 次,食欲无改善,食量不增而改用他法治疗)1 例,占 1%;总有效例数占 99%。治疗后半个月至 2 个月内,随访 22 例,体重均有增长,在 0.5~2kg 不等。疗程最短推按 3 次,最长推按 3 个疗程。

【病案】

例1：王某,男,3岁,食欲不振一年有余。生后四个月发惊,夜眠不宁,喂饭困难,大便干,羊粪状,脾气大、胆子小,闻声则惊。查面色青黄,黑睛放大,舌淡苔薄白,指纹青沉,体重22斤。印象：①厌食症(肝旺脾虚型)；②慢惊。治疗：取穴小儿脏腑常规,加清胃、小天心穴。第二日复诊,昨日推后夜眠好,只醒一次。又按上述思路调理两日,后一日仅脏腑点穴常规,有食欲,主动索食,食量增加,大便每日一次,正常。后又巩固共推十次痊愈。

注：脏腑点穴调理厌食症患儿,常常一两次见效果,但要注意孩子的脾胃失和程度,一般虽明显见效,但仍需顾护脾胃,故需再调理几日,同时还需关注患儿平日的喂养习惯和生活习惯,如不一并改善,有反复之可能。

例2：李某,男,2岁,2010年诊。患儿食欲不振并恶心3个月有余。厌食,恶心呕吐,大便有不消化的食物残渣,每日只进食一次,其他时间喂不进,小便短黄,眠不安,易惊醒,时腹痛。查体面色青黄,无华少神,唇内生疮,脉滑腹软。诊断：厌食夹惊(肝旺脾虚、脾虚不运)。治则：健脾和胃,安神镇惊。取穴：脏腑常规点穴,重揉脾俞、肾俞,加胃俞。复诊：推一次后,食欲增加。效不更方,守上法续推三次,食欲大增,面红润,精神活泼,大便日一次正常,已愈。嘱忌口及护理,需养成正确习惯,后又巩固8次。1个月后随访,体重增3斤,长高1.5cm。脾胃为后天之本,是人体所需一切营养物质的化生之源,故临症调好此证,通运脾胃,安和睡眠后,多会同时促进患儿生长发育。

例3:赵某,男,2岁。2010年7月26日初诊。食欲不振3个月,患儿因注射疫苗引起过敏,全身出荨麻疹后食欲不振,体弱易感冒,月内发烧3次,喂饭拒食,烦躁不安,哭闹不眠,大便干。查体:面色青黄,消瘦,皮毛憔悴,舌淡红苔白,脉滑无力,腹胀,串珠肋,肋缘外翻。诊断:厌食症(肝旺脾虚)。治则:调理脾胃,平肝健脾,治法:脏腑常规点穴法加胃俞、肝俞。7月27日,其母称昨日推拿后回家吃3个小笼包(1两半)。7月29日来诊,诉近两日食欲好,食量增加两倍,精神活泼,大便正常,睡眠安宁。中午吃2两小笼包,晚上吃一大碗面条(嘱控制饮食)。8月1日,共推拿6次痊愈。

按:该患儿近半年不思饮食,吃饭慢(每餐超1小时),推拿后食欲明显改善,食量增加两倍,疗效显著,家长十分满意。

二、呕　吐

呕吐是小儿常见病症,且因发生激烈常引起家长恐慌。引起呕吐的原因很多,如伤乳伤食,脾胃蕴热,脾胃虚寒,或因惊吓等,皆可导致胃失和降,胃气上逆而致呕吐发生。

【治法】

常规点穴加胃俞。阑门、建里、气海、梁门、石关用轻泻轻补重调法，巨阙用泻调法。背部胃俞为开胃要穴，脾俞为升脾阳主穴，应扣按1分钟，可振奋脾气，和胃降逆。

【病案】

例1：于某，男，2岁。1989年2月27日初诊。呕吐伴腹痛10天，患儿因饮食不节、恣食生冷致呕吐，每日10余次，呕吐物为不消化的食物，伴腹痛，无腹泻。舌淡苔白脉沉缓。诊断为呕吐（胃寒）。治宜温中散寒，降逆止呕。治疗：常规点穴加胃俞，用调法，巨阙泻调之，推按1次后，每日仅呕吐2次，为少量黏液，腹痛止。继推2次后，呕吐止，食量增加而告痊愈。

例2：王某，女，11个月，患儿昨日突然呕吐，平时每喂奶或饮水后即干呕或呕吐，有时嘴角流出奶或水。查面色潮红，舌红苔腻，二便调，无腹泻。诊为呕吐（乳食过度，伤乳食吐）。治则：清胃导滞，健脾止吐。取穴：脏腑点穴常规，加胃俞、中脘，建里、左梁门、右石关重泻轻补重调，其他穴位重用调法。次日复诊，昨日推后未吐，腹胀减轻。严嘱护理，不可过度，嘱患儿母亲注意饮食情绪。又按上穴点穴三次，痊愈无恙，神佳眠安。

按：此患儿虽小，但较安静，故亦可用点穴法，点

穴时调法为主,手法应更为轻柔平和,每穴用时不用
过长。凡遇此状况患儿,皆应嘱母护理,多因养护不
当,乳不适时,食不能节所致,其主因在直接带养人,
故不仅内调患儿,更要兼顾家长。

例3:刘某,女,12岁。1985年1月30日初诊。
呕吐3天,患儿1周前感冒发热,服药后感冒渐愈,
随即呕吐,进食饮水则吐。吐前自觉胃内翻动难受,
不痛,吐出物为食物及黏液,口苦,大便2日未行,伴
有精神萎靡、乏力懒言、四肢发凉。查体:面色萎黄,
舌淡红,苔薄黄,脉沉滑。诊断为呕吐(感冒后余热
犯胃,胃失和降,气机不利)。治宜清热和胃,降逆止
呕。治疗:常规点穴加胃俞,用泻调法。推按1次后
有饥饿感,进食后无恶心呕吐,感到舒服,大便1次,
质正常。共推按3次,呕吐蠲除,食量恢复正常。

三、泄　　泻

腹泻是婴幼儿时期最常见的脾胃病,临床以大
便次数增多,粪便稀薄呈水样,带有不消化的乳食及
黏液为特征,其病因有感受外邪、内伤饮食和脾胃虚
弱等。6个月以内的婴儿受惊吓可引起惊泻。

【治法】

常规点穴加水分、天枢、胃俞,用调法。先点阑
门、水分两穴并用,气通后再点建里、气海,放带脉,
点章门、梁门、石关、巨阙;再点上脘、中脘、建里,再

点阑门、水分；再点两天枢（医者用左手拇指按左梁门，示、中指按右石关，右手拇指与中指分按两天枢穴，用轻泻重调法）；再点气海 1 次，并压三把，引气归元，彧中与阴陵泉齐放。腹部及任脉各穴施治完毕，再做背部及督脉诸穴，由上而下，节节放通。

【病案】

例 1：刘某，男，2 岁。1984 年 12 月 27 日初诊。腹泻 1 天，因饮食过量引起腹泻，夜间大便 5 次，泻下未消化之食物，伴有呕吐、腹痛。查体：面色黄，舌红苔白，指纹紫过气关，腹略胀，诊断为腹泻（脾虚伤食）。治宜消食导滞，调理脾胃。治疗用常规点穴加水分、天枢。先点阑门、水分两穴并用，用轻泻重调法，气通后再点建里、气海，放带脉，轻调章门，泻调梁门、石关、巨阙；再调上脘、中脘、建里 1 次；再调阑门，泻调两天枢穴；气通后再点气海 1 次。腹部及任脉做毕，再治背部及督脉诸穴，由上而下，节节放通。次日复诊：推按后腹泻明显减轻，大便 1 次，质较稠，未吐，能进少量稀粥。守上法推按 1 次；三诊：大便正常，食量大增，治愈。嘱饮食调养。

例 2：陈某，男，15 岁，1985 年 9 月 11 日诊。

主诉：腹泻 7 天，咳嗽 2 天。

患者因未考上学心情不畅，经常腹痛腹胀。7 天前开始腹泻，日 2~3 次，大便水样，伴肠鸣腹痛，时有里急后重感，纳差，服痢特灵不效。近两日感冒咳嗽，吐浓痰，鼻塞流涕，怕冷，易汗出，但不发热。

查体:形体消瘦,面黄无华,舌红有瘀点,苔薄黄腻,边有齿痕,脉弦滑。

诊断:泄泻兼外感(肝郁脾虚,复受风寒)。

治疗:调理肝脾,清热利湿,佐以疏表。脏腑点穴常规(重泻、轻补、重调法)。

第二天复诊:患者点穴推拿后,至今未大便、未腹痛,病症明显减轻,食欲好,量有增,感冒基本痊愈,不咳,鼻塞亦愈。

9月13日三诊:推拿后很舒服,大便仅一次,不稀,食增,能吃两碗面条,全身气力增加,未腹痛,舌正常,瘀点消,脉沉缓,眠安气足,经沟通心情放缓,压抑感减轻。复又巩固一次,痊愈。

按:此患者年龄大于平日临症儿童,初始因心情造成身体不适,可属中医情志、西方心理范畴,因情绪不佳,免疫力下降,复又感冒,引起咳嗽。这类患儿要引起重视,不仅在于腹泻胀痛和外感带来的不适,还在于心情之病结。古时常曰幼儿少有七情六欲,而当今时代,信息颇广,现今儿童常有其自身特点,较古人情志更繁,故临症不仅施治于症状,也要关注心理和解决病因之根本,如此方能事半功倍,从根本解决问题。

例3:赵某,男,1岁5个月,2008年9月5日初诊。患儿半年来食后即泄,消化不良,大便日3~4次,近1个月加重,大便每日5~6次,均为不消化的食物残渣。食欲佳,食量每餐一两,精神好,口流涎,出汗多。查体:面色青黄,毛发稀疏,舌淡苔少,指纹青过气关,腹略胀。诊断:脾虚泻。治则:健脾止泻。治法:脏腑常规点穴。9月6日,大便日3次;9月7日,食欲好,大便次数减,消化好,治疗同上;9月10日,大便日1~2次,成形,口不流涎,不烦闹,出汗少,治愈。

四、痢　疾

痢疾是由痢疾杆菌所引起的肠道传染病,多在夏秋流行。临床以发热,腹痛,腹泻,里急后重,便下脓血为特征。

【治法】

常规点穴加水分、天枢、大肠俞。阑门、建里、气海、天枢穴,调、补、泻法兼用。

【病案】

例1:郑某,男,5岁半。1988年10月17日初诊。患儿3天前因吃鸡肉、冰镇葡萄引起腹痛、呕吐、腹泻,里急后重,大便20多次,为脓血便,体温39.7℃,在某医院诊为"急性菌痢",静滴庆大霉素治疗,现体温37.5℃,仍腹痛、腹泻,里急后重,脓血便,日泻7~8次。化验大便常规:黏液(++),红细胞(+),脓细胞(++++),精神萎靡,舌红苔厚腻,脉滑,腹软有压痛。遂用脏腑点穴法治之,先点阑门,再点建里,用轻泻轻补重调法,调气海;再点章门,使小肠逆气下降,胃中浊气亦随之下降;再点梁门、石关,点巨阙(用一手按天突、璇玑、华盖三穴），使食道气分通畅；再点上脘、中脘、建里；再点水分，用泻调法，使水谷分道；再点两天枢以消大肠之滞；再点气海1次，并压三把以和顺大肠之气，做引气归元，或中与阴陵泉齐放。命患儿坐起，治背部及督脉，按百劳、两肩井、膏肓、脾俞、肾俞、大肠俞。以上诸穴治毕，患儿腹痛止，感到腹部舒服。第二日复诊，患儿推后至今未大便，腹痛大减，嗜睡，不思食。按上穴位继推1次。第三日复诊，患儿早饭吃半碗稀饭，中午吃1碗面条，仍未解大便，全身无力，精神不振。改用脏腑常规点穴用调法，连续治疗4天，大便日1次，色黄质软，诸症消失，痊愈。

例2：姜某，男，5岁，2001年来诊。便稀4天。患儿4天前，因食海蛤致腹泻伴呕吐，发烧38℃，西医院诊断为"肠炎"，口服黄连素，后无呕发热，大便日7~8次，色黄，呈黏液便，且腹痛、里急后重。查大便常规：红细胞0~2，脓细胞（++）。

诊断：痢疾（湿热痢）。

治则：清热利湿、解毒止痢。

方法：脏腑点穴常规加大肠俞，停药物。

复诊：治疗一次后大便一次，较稠，腹不痛，无里急后重感，食欲增加。故治疗同上不更方，又点穴两次后，大便日一次，已成形，食正常，舌红少苔，化验大便常规正常。治愈。

按：一般情况下，不排斥药物不会直接停药，但此患儿当时情况，可停药，施治观察。

五、便　　秘

便秘是指大便干结,排便困难,或数日不行而言。小儿便秘有虚实之分,并以实证多见,其病因为素体阳盛,并多以牛奶喂养,乳糖不足,喝水太少或嗜食肥甘辛热之品,造成肠胃积热,耗伤津液而成实秘。若病后体虚,气血亏耗,气虚则大肠传送无力,血虚则津枯失润而致虚秘。另外小儿生活不规律,没有养成按时排便的习惯,也可造成便秘。

【治法】

常规点穴加天枢、大肠俞,用泻调法。

【病案】

例1:初某,男,4岁。1987年1月20日诊。大便干结呈羊粪状,4~5天1次,伴有腹痛,纳差,曾服驱虫剂未下虫,近5天未大便。查体:腹胀,左下腹扪及硬粪块,有压痛。舌红苔白。诊断为便秘(积滞内热,伤津耗液)。治疗:常规点穴加天枢(用泻法)、大肠俞。推按后当日下午大便1次,初为羊粪状,后为成形软便,量多,便后腹痛减。推按3次后,食欲正常,大便每日1次,初硬后软,神安眠宁。共推按6次,痊愈。

例2:宋某,女,2个月,2011年9月初诊。大便干结10余天,3~4天大便一次,排便时哭闹不安,食欲欠佳,腹胀拒按。系第一胎,足月剖宫产,出生时体重等指标均正常。孕期时母亲有妊娠糖尿病,情绪波动较大,产后心情时有不佳。

诊断:便秘。

治则:清热通便。

取穴:脏腑点穴常规加清大肠。

复诊:点穴后大便一次,排后腹软。患儿接受此法,配合有舒适感,后只脏腑点穴常规,重调法。又治疗一次后,大便调畅,日一次。饮食可,无腹胀,眠安。嘱多饮水,嘱母亲调畅情志和清淡饮食。

按:便秘患儿的调理,不仅对其本人治疗,还要关注其带养人的情绪、性格、饮食习惯、处事风格等,这些都对孩子有影响,特别是幼小哺乳期孩童更应如此。

六、疳　　积

疳积,又名疳证,是一种慢性营养障碍性疾病,与现代医学所称的营养不良类似,多见于3岁以下的婴幼儿。病因有:①母乳不足,喂养不当,致营养失调;②饮食不节,恣食肥甘生冷,形成积滞,日久成疳;③其他疾病转化成疳。临床以形体羸瘦,精神疲惫,头发稀疏,肚大青筋,饮食异常等为特征,是儿科四大证之一。

【治法】

常规点穴加胃俞、肝俞。大便秘结加大肠俞。

疳积是小儿四大证之一,严重者可影响生长发育。其病变虽以脾胃为主,但日久气血亏虚必累及他脏,出现兼证。疳积的临床表现往往虚实夹杂。治疗虽以调理脾胃为大法,但在施治中,必须结合患儿具体病情,决定采用补、泻、调法,孰轻孰重。在恢复期只用调法。

【病案】

例1:张某,男,2岁。1984年11月2日初诊。纳呆异食半年余。半年前开始食欲不振,嗜食异物如砖头、墙土,喜冷食、凉饮,大便干、味臭。烦躁,多汗,睡中易惊,手足心热,日渐消瘦。查体:面色苍白,方颅,毛发稀黄,肋骨串珠,腹略胀,形体瘦弱。舌淡苔白微腻,脉沉滑无力,诊断:疳积(脾虚食滞,气血亏虚)。治宜健脾消积,佐以平肝。治疗:常规点穴加胃俞、肝俞。用轻泻轻补重调法。推按2次后,食欲改善,大便调畅。推按6次后,食量大增,每顿饭吃主食1两。嗜食异物停止,面有红颜,比以前胖些。共推按12次,上症悉除。2个月后随访,饮食、二便、睡眠皆正常,面色红润,精神活泼,体重比治疗前增长2.5kg。

例2:毕某,男,4个月。2008年5月诊。消瘦哭闹,睡眠不安。系足月产第一胎,脐带绕颈,人工喂养。40天前发热、腹泻,日十余次。现大便干稀交替,腹胀不喜按。消瘦惊悸,多汗不眠,至今不能举头,不会翻身,在北京诊为佝偻病、消化不良,治疗后效果不明显。查:面色青白,羸瘦神疲,皮毛憔悴,老人貌,额纹明显,方颅,前囟门凹陷,鸡胸,肋骨串珠,肚大青筋,腹胀如鼓,体重 10 斤。

诊断:疳积病(气血两虚型)。

治则:补脾调中,益气养血(先清后补,消积理脾)。

方法:脏腑点穴常规(轻补重调法)＋八卦 5 分钟、外劳宫 5 分钟、小天心 50 次(如脏腑点穴与手部穴推拿合用时,手部推拿穴位或不用太多,且每穴操作时间可大幅缩短,先做脏腑点穴疏通气机)。

调护:合理喂养,避免外感。嘱母婴同忌口。

复诊:推一次后即见好,晚上从 9 点睡至凌晨 1点,翻身又睡至 3 点哭闹,还是因为饿了,进食饼干、牛奶后又熟睡。大便未行,面有红颜。

三诊:精神好,昨日大便 4 次,均为成形干便,其他正常。共吃 7 片饼干,喝 1.5 斤奶。

四诊:面有红颜,唇红润,大便 2 次,为成形干便,精神好,眠安,已会笑,开始加少许蛋黄。今日取穴:脏腑点穴常规,重脾俞,加中脘穴,并推手清补脾穴。

五诊:已能抬起头,大便 1 次,眠安。又以脏腑点穴常规 22 式推两日,轻补重调,患儿脸颊部肌肉渐丰,面色红润,出汗减少,喜笑,神佳,并“咿呀”发音,认母逗乐,加一个蛋黄,6 片饼干,1.5 斤奶,7 天体重增长 1 斤。

按:此虽渐愈,但仍需调理患儿体内机制平衡,遂以脏腑点穴常规法随症加减穴调理,并教其母八卦、清胃、天河水三穴,时而揉之。共治 1 个月,完全好转,大愈。能扶坐,用手扶两腋可立,两腿蹬踹有力,面色红润,二便调,每天吃一个蒸蛋糕,8 片饼干,750ml 奶。回北京后邻居都说好似换了个孩子,家长感叹脏腑点穴的"神奇"。

七、感　冒

感冒是小儿常见病。四季均有发生,尤以秋冬多见,多因气候突变,遭受外邪侵袭,肺气不宣所致。临床一般分为风寒、风热两型。

【治法】

常规点穴加风池、风门、肺俞,用泻调法。

风池穴专通鼻窍,捏按风池穴可解散风寒,主治伤风感冒;风门为散风主穴;肺俞可清热宣肺解表,为感冒退热之要穴。

【病案】

席某,女,3 岁。1988 年 9 月 3 日初诊。发热一天,流涕咳嗽,伴纳减,大便干。查体:舌红苔白,咽红,扁桃体Ⅱ度肿大充血,心肺(−),诊断为感冒(外感风热,肺气失宣)。治疗:常规点穴加风门、肺俞、风池,用泻调。第 2 天复诊,热已退,食少增,仍咳嗽。按上穴推按 4 次,咳嗽止,食欲正常,感冒蠲除。

八、咳　　嗽

咳嗽是以咳嗽症状命名的肺系病证。咳以声言，嗽以痰名，有声有痰谓之咳嗽。四季均可发生，尤以冬春多见，愈后良好。咳嗽有外邪犯肺，痰浊内生及肺阴虚损之别。肺失宣降，肺气上逆是基本病机。

【治法】

常规点穴加肺俞，用调法。

【病案】

例1：任某，男，4岁。1988年4月26日诊。受凉后咳嗽2天，少痰，不发热，流清涕。纳可，舌红苔白，脉滑。证属风寒咳嗽。治宜宣肺止咳。用常规点穴加肺俞，腹背部各穴治毕，再揉按肺俞、膻中各100次。推按1次，症状减轻，3次治愈。

例2：杨某，女，8岁。

主诉：咳嗽20天。感冒后咳嗽，曾注射庆大霉素，不效，现咳有痰，吐黏痰，纳可。

查体：舌淡红，苔白剥脱，心（-），双肺有干啰音。

诊断：咳嗽。

治则：理气化痰止咳。

治疗：常规点穴+肺俞，后背各穴治毕再按揉肺俞100次。

复诊：推一次见效，治一周痊愈。

九、咳　喘

咳喘是肺系病的主要症状之一,包括喘息性支气管炎、肺炎、哮喘等病。咳喘病因较多,有外感和内伤之别,又可有寒热虚实之分,与痰饮相关,咳喘每多兼痰。

【治法】

常规点穴加肺俞、天枢、大肠俞。用轻泻重调法。

【病案】

例1:于某,男,6岁。1988年5月16日初诊。咳喘6天,素患哮喘3年,每因受凉劳累而犯,现咳喘以午后夜间为甚,重则不能平卧,伴有厌食,大便干。

查体:面黄消瘦,舌淡红,苔薄黄,脉滑,双肺可闻及哮鸣声。

诊断:哮喘(肺脾两虚,痰饮内伏,外受风寒,肺失宣降)。

治疗:常规点穴加肺俞以宣肺降气止咳平喘;加天枢以调大肠之气,因肺与大肠相表里,大肠和,肺自安;加大肠俞泻大肠,降肺气;腹背诸穴放通后,患儿全身气机流畅,即有舒畅之感;再按揉膻中、肺俞以加强宣肺降气平喘之功。治疗的当日夜间喘咳减轻,能平卧安睡。共治疗6次,咳喘止,食欲大增,大便自调。

例2:褚某,女,2岁半。2011年3月诊。

主诉:发热咳喘10天。发热39℃,咳喘,在某妇幼医院诊为"肺炎",打"青霉素"等药。现热退,咳嗽,喘,有痰,纳差,大便调。

查体:舌红苔白,指纹青,心(-),双肺有痰鸣音。

诊断:咳喘(肺炎恢复期)。

治疗:化痰利气清余热。脏腑常规,轻泻轻补重调。

复诊:治疗一次,上症见好。治疗五次,上症皆除,唯有时轻咳。

例3:曹某,男,10岁,2009年诊。

主诉:咳喘数月,加重半个月,入夜尤甚,不能平卧,鼻流浊涕,纳差,咳重,大便干,双肺可闻及哮鸣音,在某医院诊为"哮喘"(喘息性支气管炎、肺炎)。

诊断:咳喘(肺脾两虚,痰饮内伏,外感风寒,肺失宣降)。

治疗:脏腑常规加肺俞、天枢、大肠俞,轻泻重调法。加肺俞以宣肺降气,止咳平喘;加天枢以调大肠之气(肺与大肠相表里,大肠和,肺自安);加大肠俞以泻大肠,降肺气。后背诸穴放通后,再按膻中、肺俞,以加强宣肺降气平喘之功。

复诊:治疗当晚,患儿咳喘大减,能平卧安睡。共治疗5次,咳喘止,食增,大便调。

十、肠　梗　阻

任何原因引起的肠内容物通过障碍统称肠梗

阻。它是常见的外科急腹症之一。有时急性肠梗阻诊断困难,病情发展快,常致患者死亡。常见症状:腹痛、恶心、呕吐、腹胀、停止排气排便。

【治法】

常规点穴加天枢、大肠俞。用泻法,泻通稍补,以防气脱。气海用调法。

【病案】

例1:张某,女,7个月。1990年3月6日初诊。呕吐,腹痛,腹胀,便闭,发热8天。患儿生后20天,因肠穿孔在青岛某医院行剖腹探查术,做横结肠造瘘术。术后4天,因高度腹胀,小肠由刀口膨出,做第二次手术还纳小肠。患儿生后4个月时,做造瘘缝合术。至此,小儿3次手术后,饮食、二便正常,渐长胖。8天前因吃芋头、饼干过多引起呕吐,初为所进饮食,后吐黄绿水,不能进食,喝水亦吐,不大便、无矢气,伴发热,在某医院小儿外科住院,诊断为“粘连性肠梗阻”,给予禁食、胃肠减压、静脉补液7天。动员手术,家长不同意而来中医院求治。查体:重病容,衰竭貌,重度脱水。二目深凹,前囟低平,舌红唇干,苔黄燥起芒刺,腹胀,皮肤干燥有花纹,提皮有皱,展平差,四肢冰冷,哭声微弱,尿量极少,伴发热,体温38℃,烦躁,哭闹不眠(腹痛)。诊断:肠结(粘连性肠梗阻并脱水、酸中毒)。此患儿手术后肠粘连,致肠腑闭结不通,三焦气机不行,上见吐逆,饮食不得入,下见二便不通无矢气,出现痛、呕、胀、闭四证俱全的关格症。8 天禁食,胃肠减压,致使重度脱水,气血大亏,津液枯竭而呈危象。治宜通腑开结。治疗采用常规点穴加天枢、大肠俞。先泻阑门、建里,调气海;再放带脉,调章门,泻调梁门、石关、巨阙;调上脘、中脘、建里;再泻调阑门 1 次,加泻两天枢;再调气海 1 次。背部诸穴放通后,加做脾俞、肾俞、大肠俞 1 次。推拿取穴:清板门 10 分钟,退六腑 10 分钟,揉二马 5 分钟。

　　3 月 7 日复诊:推拿后效果显著,哭闹躁动减轻(腹痛减轻),短时安睡,虽吮乳仍吐,但能咽下少量乳汁,喂青萝卜汁水少量,下午 4 时大便 1 次,黑绿色,有矢气。便后睡 2 小时,晚上又大便 1 次,量少色黄,便后腹软。患儿急欲索食,喂母乳及萝卜水均未呕吐。精神好转,无痛苦表情,手足温,眼睑轻度凹陷,舌红,苔黄燥、少津,芒刺略消,口唇微润。

　　3 月 8 日三诊:昨天推拿后至今未大便。有矢气,尿量增加,有明显饥饿感,吃母乳不饱,家人不敢多喂。吃奶后即安睡。午后体温 38℃,夜间热退,体温36℃,精神振作,逗能笑,面色红润,舌红苔白,唇红润,腹平软。治疗仍用脏腑常规点穴,用调法。推拿取穴:八卦、四横纹、清板门、天河水各 10 分钟。

　　3 月 9 日四诊:食欲好,母乳不足,每日加牛奶250ml,饼干 2 片,喝萝卜汁,大便 2 日未行,但腹软无压痛。守上穴继推 1 次。

　　3 月 10 日五诊:食眠正常,欢笑神爽,大便 1 次,质正常。体重增加 0.5kg。治疗同上。

3 月 13 日复诊，大便成条状，日 1 次，据其母述，生后至今第 1 次有成形大便。每天加饼干 4 片，牛奶 0.25kg，停止治疗，饮食调养，痊愈。

3 月 23 日复查：患儿面色红润有光泽，很胖，食眠正常，大便成条，每日 1 次。每天加蒸鸡蛋糕半个，体重又增加 0.5kg（18 天体重共增长 1 公斤）。

例 2：薛某，男，4 岁半。2013 年 7 月 20 日初诊。腹痛，腹胀，大便干 1 周。患儿于 1 个月前以化脓性急性阑尾炎在某西医院手术，1 周前出院，出院第二天即大便不通，腹胀、腹痛、厌食，用开塞露后方能大便。去该医院复诊，诊断为术后肠粘连。腹痛，夜不能寐，面色青黄，精神萎靡，舌红苔黄腻，腹胀而硬，脉沉细，诊断为阑尾炎术后肠粘连。治法：活血化瘀，理气止痛，用脏腑常规点穴法加天枢、大肠俞。7 月 22 日复诊，推一次即腹痛止，食量大增。7 月 24 日，因吃饭过量，引起腹胀、腹痛，大便稀，又受凉，流清涕，治疗同上加肺俞。7 月 26 日，上症悉减，饮食二便调，精神活泼，舌脉正常，治愈。

十一、黄 疸

新生儿黄疸是指新生儿出生后，全身皮肤、黏膜及巩膜出现黄疸颜色的症候。因多与胎孕因素有关，故又称为胎黄或胎疸，分生理性黄疸和病理性黄疸两类。

【治法】

常规点穴加肝俞。若小便不利加关元；大便秘结加大肠俞；腹胀加天枢。此症以阑门为主，建里、梁门、石关调、补、泻法并用。

【病案】

例1：谭某，女，20天。1975年9月20日初诊。患儿系8个月早产，生后不会吮奶，生活力弱。生后3天出现黄疸，并逐日加深，现面目及全身皮肤呈橘黄色，尿深黄色，腹胀，吐奶，大便不畅，发惊，诊断为胎黄（阳黄）。治宜清热利湿退黄。治疗：常规点穴加天枢、肝俞，用调法。因系新生儿，手法宜轻。推按3次，吐奶止，腹胀减轻，大便调，尿色变浅，黄疸略退。治疗6次后，腹胀全消，黄疸大退。共治12天，痊愈。

例2：张某，男，44天，2014年诊。出生至今黄疸不退。

患儿为剖宫产第一胎。出生体重5.4斤，生后3天出现黄疸，至今不退。伴吐奶腹泻，消化不良，腹胀如鼓，惊悸不安，不能睡眠，喉中鸣响，口吐白沫，摇头舒舌，腹鸣矢气。在某西医院诊为"胆汁瘀积综合征"，黄疸指数35单位。

查体：面色橘黄，巩膜皮肤黄染，舌红苔白，指纹红紫过气关，呼吸有喉鸣，心（-）。腹胀满，腹壁青筋暴露，肝：剑突下2cm，右肋2cm，脾左肋下1.5cm，质尚软,体重 7 斤。

辨证:禀赋虚弱,湿热内阻,肝胆疏泄失常,气滞血瘀,脉络瘀阻,故见全身黄染,伴肚腹膨满,腹壁青筋怒张,肝脾肿大等症。

诊断:阳黄(新生儿黄疸)。

治则:清热利湿退黄,化瘀消积。

方法:脏腑点穴常规(用调法),另开茵陈 10g,大枣 8g,西瓜翠衣 15g,灯心 2g,5 服,水煎服,母子同服。

复诊:治疗一次显效,白天黑夜安睡不哭,能乳不吐,大便 3 次,色绿有沫,治法同上。

三诊:眠安,大便日 2 次,色黄绿、质较稠。

四诊:眠安,醒后即玩,腹胀明显减轻,黄疸大退。1 周后黄疸消退,体重 8 斤,痊愈。

例 3:周某,男,35 天。

主诉:发黄 1 个月余。系足月顺产第一胎,出生体重 5 斤 3 两,母乳喂养。生后几天发黄,至今不退。大便黄,吐奶,惊悸。

查体:新生儿貌,前囟平,巩膜黄染,皮肤轻度发黄,腹胀如鼓,心肺(−)。

诊断:胎黄。

治疗:脏腑常规点穴,加胃俞。用调法。退下六腑穴。中药处方:西瓜翠衣 30g,茵陈 10g,大枣 10 枚,水煎服,母子同服。

复诊:2 个月后随访,治疗后黄疸渐退,能食不吐,安眠,现已过"百岁",白胖,一切正常。

例 4:李某,男,74 天。

主诉:生后至今黄疸不退。因难产,出生后4天才抱予其母喂奶,其母发现患儿全身皮肤发黄,尿液、泪液均黄染,大便色白,惊悸,腹胀,吐奶,后入儿童医院住院治疗,好转出院。

查体:面部及全身皮肤中度黄染,巩膜黄绿,泪黄,皮毛憔悴,睡而露睛,方颅,消瘦,前囟0.5cm×0.5cm,平坦,舌红苔黄,腹胀如鼓,青筋可见。

诊断:胎黄。

治疗:脏腑常规加水分、天枢,用调法。左手部:八卦,外劳宫,六腑。中药处方:茵陈10g,大枣10g,西瓜翠衣30g,水煎服,母子同服。

复诊:推拿治疗2天,效果明显,腹胀减,眠安,夜间醒一次。吃奶量增,不吐,巩膜黄染略退。治疗6天,黄疸明显减轻,又治10次,效果很好。3周后复查:大便色黄而稠,面颊红润,巩膜清亮,精神好,已愈。

十二、肾　　炎

急性肾小球肾炎,简称急性肾炎,是儿科常见的免疫反应性肾小球疾病。以水肿、血尿、蛋白尿和高血压为主要表现。常发生于感染后,尤其是发生于溶血性链球菌感染。多发于5~10岁,2岁以下少见。

【治法】

常规点穴加水分、关元,用调法。阑门、水分用轻泻轻补重调法。加治水分穴,可调整水液代谢,对肾炎有效;关元主治尿血、遗尿。调之至指下气通为止。

【病案】

例1:隋某,2岁半。1989年2月10日初诊。患儿眼皮浮肿,尿频,纳呆1周,初起发热1天,热退后眼睑浮肿,尿频不痛,伴恶心纳呆。查尿常规:红细胞稍高,查体:面色黄,眼睑浮肿,舌尖红、苔白,脉滑,腹胀。诊断为风水(急性肾炎)。治宜疏风利水。治疗:阑门、水分并用,轻泻重调,气通后再调建里、气海,放带脉。调章门、梁门、石关、巨阙,再点上脘、中脘、建里,调阑门、水分1次,再调气海、关元。治背部诸穴,注意将脾俞、肾俞放通。推按1次后,眼睑浮肿减轻,治疗2次后,纳食增加,尿频减少,睑肿消失,恶心除。查尿常规:上皮细胞0~2,大便偏干。治疗取穴同上,另加大肠俞。第5诊:查尿正常,上症悉除。遂改用脏腑常规点穴,用调法。推按5次痊愈。

例2:李某,男,4岁,早产儿,长期乏力,后出现眼睑肿,腿肿,易感,经三甲西医院确诊为肾炎,用药治疗后未恶化,但未见明显好转。查体:面白无华,眼睑浮肿,小腿按之有肿窝(凹陷),眠差易醒,舌红苔白腻,二便调,纳差。诊断为:肾炎。取脏腑点穴常规22式,加水分轻补重调,加天枢、关元,重揉肾俞,加大肠俞。调理3天后,睡眠佳,有食欲,又守上穴 3 次后,眼睑肿消,面微有血色,嘱家长配合护理。调理半个月后大好,开始将西药减少一定比例,后期随身体好转经西医同意逐步减药。共调理三个半月,症状消失。一年后随访,未复发,痊愈。

十三、遗　尿

遗尿是指 4 岁以上的小儿,每至夜间睡中不自觉地遗尿在床,故又称尿床。轻者数夜一次,重者一夜数次。多因肾气不足,下元虚冷,膀胱不约;或病后体虚,肺脾气虚不摄所致。3 岁以内的婴幼儿,由于脑髓未充,智力未健,尚未养成正常的排尿习惯;或白天过度玩耍,酣睡不醒,偶尔尿床者,则不属病态。

【治法】

常规点穴加关元,用调补法。

【病案】

例 1:王某,女,5 岁。1989 年 3 月 27 日初诊。夜间尿床 1 周,患儿近 1 周食欲不振,每晚熟睡后尿床,面黄乏力,舌红苔白,脉沉细。诊断为遗尿(肺脾气虚,膀胱失约)。治宜补中益气,固涩小便。先将阑门、建里调通,再点气海、关元,用调、补法;放带脉,再点章门、梁门、石关、巨阙,均用调法;再将上脘、中脘、建里、阑门调 1 次;重调气海、关元,然后并压三把,引气归元,或中、阴陵泉齐放;再治背部诸穴,由上而下,节节放通;再将脾俞、肾俞按揉1分钟。推按一次后,夜间未尿床。第3天晚上因多喝橘子汁,又遗尿1次。守上穴继续推按4次,痊愈。3个月后随访,家长说小儿自治愈后,未再尿床。

例2:李某,男,9岁,2017年2月诊。患儿自出生至今,每晚多尿,现每晚尿床六七次,不爱吃饭,经常乏力。查体:面色青黄,舌红苔剥,纳差眠可,夜间多尿不醒,易出汗,常感冒。诊断:遗尿。长期脾胃虚弱致中气下陷。

治则:健脾益气,温肾助阳。

方法:脏腑点穴常规,轻补重调阑门、建里,补气海,加关元,放通带脉,重揉脾俞、肾俞,加揉肝俞、命门等穴。嘱睡前少喝水,不用加餐。

复诊:昨日推后,夜尿仅两次,食欲渐增。

三诊:晚间只尿一次。守上穴,调理五次后夜间不再尿床,能被叫起小便。又巩固一个疗程,跟踪回访,未再尿床,痊愈。

例3:赵某,女,4岁,2016年11月诊。尿频、遗尿数月有余。白天尿频,夜间遗尿,口渴欲饮,纳少易怒。查体:面色滞黄,舌淡苔白,脉沉缓。诊断:遗尿。治则:平肝健脾,益气固涩。治法:脏腑点穴常规22式,用调法,加肝俞。

复诊:治疗1次见效,当天未遗尿。共治疗8次,一直未遗尿。痊愈。1个月后随访,未再遗尿,食增,性情温和。

按：对于遗尿儿童，如长时间不愈，可去医院检查排除有无骶骨裂孔。然后应注意孩子的排尿习惯，不要总提此事，以免给患儿造成心理负担。

十四、尿　频

尿频多称神经性尿频。特点是患儿在白昼尿频、尿急，尿量少而不痛，入睡后尿频消失，又无尿床现象。

【治法】

常规点穴，用调法。

【病案】

例1：宋某，男，3岁半。1986年3月26日初诊。尿频20天，白天尿频20多次，量少，色清，不疼，夜间正常，伴纳呆，大便干，呈羊粪状。查尿常规正常，舌红苔白脉滑，诊断为尿频（脾肾不足，膀胱气化失司）。治宜益气缩泉。用脏腑常规点穴法，均用调法。推按2次尿频减轻，食量增，大便调。共治疗6次，痊愈。

例2：邹某，男，3岁。2004年12月9日来诊。

主诉：今年9月中送幼儿园后，白天尿裤子，尿床，夜晚亦尿床。在幼儿园午餐后呕吐，大便尚正常。脾气大，胆子小，偏瘦。系足月顺产第一胎，出生体重7斤，母乳喂养。

查体:面色青黄,口鼻周青,脉滑,指纹青,过气关。

诊断:尿频,惊证。

治疗:脏腑点穴常规加肝俞、心俞。小儿推拿:天河水,二马,小天心。

复诊:治疗一次后,患儿中午尿床,晚上未尿。又治疗 8 次,患儿面有红色,眠好,痊愈。

十五、腹　　痛

腹痛是指腹部胃脘以下,脐之四周,耻骨以上部位发生疼痛的症状而言,是临床常见的一个症状。腹痛情况十分复杂,可见于多种疾病,这里主要指的是由于乳食积滞,感受寒邪,内热郁滞或蛔虫内扰等因素引起的气机阻遏,血流不畅,经络不通所引起的腹痛。临床以积滞实痛占多数,治疗以理气通下为大法。

【治法】

常规点穴加治天枢、带脉与三阴交齐放法。注意放通阑门、建里,用泻调法。

【病案】

例 1:薛某,男,12 岁。1988 年 2 月 2 日初诊。左下腹胀痛半天,患儿昨晚吃香蕉、苹果、花生、红肠等食物过量,于今晨 5 时突发剧烈的腹痛,以左下腹为著,辗转滚动,哭叫不止,伴腹胀,无呕吐腹泻。遂到某医院急诊,查血常规正常,未确诊,肌肉注射山莨菪碱8mg,回家观察。打针后腹胀痛时轻时重,持续不断,遂来我院就诊。查体:痛苦病容,腹胀腹痛拒按,左下腹压痛显著,可触及包块,舌红苔薄黄,脉弦数,诊断为腹痛(食滞胃肠,气机不通)。治宜理气导滞止痛。治疗:先点阑门,用泻调法,气通后再泻建里,调气海;再放两带脉,点章门、梁门、石关、巨阙,均用轻泻重调法;调上脘、中脘、建里1次,加治带脉与三阴交齐放(医者左手示、中指扣住左边的带脉往里搬;大拇指按住阑门往下按,医者右手大指按住左腿三阴交部位的筋,轻轻拨动,以左手拇指感觉阑门部位跳动或指下有如流水感即止),使肠中浊气下降;泻两天枢穴;再调气海1次,并压三把,引气归元,或中与阴陵泉齐放。令病儿坐起,依次治背部及督脉诸穴,重按脾俞、胃俞,加治大肠俞,推按后患儿自觉腹痛大减,欲解大便。去厕所排便后,腹痛立消,步行回家。同年10月随访,其父说上次推拿1次病愈后,再未腹痛,现健康无病。

例2:赵某,女,2岁10个月,1980年5月来诊。

问诊:腹部疼痛不适8天。近8天腹部疼痛,腹胀,夜间重,食欲不振,大便日两次,有不消化之食物。西医综合医院疑诊为"肠梗阻"。腹部透视:肠腔内示多部阶梯样液平面,处理以石蜡清洁灌肠,效不显。

望诊:舌红苔白,舌根剥脱,面色青黄。

闻诊:心肺(－)。

切诊:腹软,压痛(－)。未扪及包块及肠型,肝脾未及,脉弦滑。

辨证:患儿平素脾胃虚弱,中气不足,复饮食不节,脾胃益损,气机不畅。

施治:郁结不通,不通则痛,故腹部疼痛(肠梗阻)。治宜行气导滞,疏利气机。

初步诊断:腹痛。

治疗:开脏腑点穴(即脏腑点穴常规22式,手法要轻柔深透,以调为主)。治疗3次,痊愈。

例3:房某,男,5岁。1986年3月31日初诊,患儿腹痛1年余,以脐周为著,伴有食欲不振,四肢乏力,曾驱虫未下。化验大便正常。西医院查不出病来,但患儿每天不定时腹痛。查体:面色黄,舌淡苔白厚,脉沉缓,腹软,脐周轻微压痛。诊断:腹痛(脾虚气滞)。治宜温中补虚,缓急止痛。治疗:用脏腑常规点穴法,先泻后补,重调。推按完毕,再揉外劳宫穴10分钟。推按1次后腹痛止,食少增。共治5次痊愈。

十六、面　瘫

小儿面瘫多为周围性面神经麻痹,因风寒侵袭面部经络引起。主证为口眼向健侧歪斜,患侧不能闭眼,眼裂增宽。做露齿动作时口角斜向健侧,不能闭嘴鼓气或虽能鼓嘴但漏气,患侧鼻唇沟及额部皱纹消失。

【治法】

脏腑常规点穴法加口眼㖞斜治法,捣小天心。使用口眼㖞斜治法,刺激患侧面部穴位,用颤动的轻手法、弱刺激使麻痹的肌肉有节奏地收缩,即可疏通经络,调和营卫,促进气血流通,改善局部血液循环。经脉一通,神经对面肌的调节功能即可恢复。

【疗效】

临床治疗 25 例,年龄最小的 6 个月,最大的 6 岁。除 3 例病情好转后未坚持治疗外,22 例全部治愈。在痊愈病例中,推拿次数最少的 4 次,最长的 2 个月,一般治疗半个月可痊愈。

【病案】

例 1:纪某,女,1 岁。1989 年 3 月 14 日初诊。家长述患儿嘴向右侧歪 12 天。12 天前,患儿睡觉后被抱在窗口晒太阳,后发现嘴向右歪斜,哭时明显,左眼不能闭合。曾在西医院诊为面神经麻痹(左),给“泼尼松,维生素 B_1、维生素 B_6”口服 11 天,无效,遂来我院求治。查体:口向右歪,左嘴角下垂,左眼闭合困难,眼裂增宽,左侧鼻唇沟变浅,左额纹消失,舌淡红、苔薄白。诊断:左侧面瘫(风邪阻络)。治宜调和营卫,疏风活络。治疗:停用一切药物。先做脏腑常规点穴,用调法。再做口眼㖞斜法,自第 1 式做到第 8 式,注意按住患侧面部各穴的拇指,在分拨其筋时,应微微颤动,待气至后再微动数下。手法宜轻,给予面肌弱刺激,即为补法,反复做 5 遍。再向左捣小天心 15 分钟。推治 2 次后,嘴歪略减轻,食欲明显好转;又治 3 次,口歪明显减轻,左侧额纹出现,左鼻唇沟加深,左眼能闭合。又治 3 次,仅哭时出现轻度口歪,其他症状消失。共推治 16 次,痊愈。1 年后随访,治愈后未再犯病。

例 2:钱某,女,5 岁,1994 年 10 月诊。

主诉:口眼右歪 2 天。患儿前天晚上自觉面部不适,笑时发现嘴歪,眼闭不上。至西医医院诊为“面口麻痹”。平素纳差,左下肢酸疼无力,大便调。

查体:面色红润,左眼裂大,左眼睑闭合不全,流泪,口角右歪,哭笑时加重,鼻唇沟变浅向右歪。舌尖红,苔白厚,脉滑,心肺(-)。

诊断:面瘫(左)(风邪阻络)。

治疗:宜调和营卫,舒筋活络。用口眼歪斜法。捣小天心 15 分钟(与歪斜相反方向)。

复诊:推 3 次病情好转,左眼能闭合,食增,治 1 周面瘫明显减轻。复推 2 周症状消失,又巩固 1 周,痊愈。

注:运用此法治疗面瘫前,应最好将脏腑点穴常规 22 式先行操作一遍,再接着进行口眼歪斜法的操作,效果更佳。

例 3:徐某,男,6 岁 9 个月。2004 年 6 月 18 日来诊。

主诉:发现口角歪斜(左)2 天。3 天前,说左侧面颊疼,现左侧闭口困难,口角往左歪,有时左眼流泪。平素纳差。现扁桃体肥大,大便偏干,有时肛裂。脾气大易怒,腹痛不定时。系足月生产,脐带绕颈面青。出生时体重6斤,母乳喂养,混合喂养。

查体:左侧面瘫,伸舌尚居中,清瘦,58斤。扁桃体肥大,可见阻塞。

诊断:面瘫(左)。

治疗:①面瘫手法治疗,合谷、百会、太冲;脏腑常规＋捣小天心。②药物治疗:予泼尼松、地巴塞、维生素 B_1、维生素 B_2 口服。

复诊:治疗2日症状减轻,又治疗12日,基本正常。

十七、儿童多动症

患儿智力基本正常,表现出与年龄不相称的注意力不集中,不分场合的过度活动,情绪不稳,冲动任性,不同程度的学习困难。其病多有三种证型:肾阴不足,肝阳偏旺证(阴虚阳亢证);湿热内蕴,痰火扰心证;心脾气虚证。治则以滋阴潜阳,安神益智为主。

现代社会,儿童课业及学习压力巨大,如素体体质偏弱,则久之出现此症概率加大。

多动症与抽动症是有区别的。抽动—秽语综合征,又称多发性抽动症,是以面部、四肢、躯干部肌肉不自主抽动伴有喉部异常发音及猥秽语言为特征的综合症候群。好发于儿童，以 5~12 岁最多见。

主要特征是：多组肌群同时或相继刻板抽动。患儿频繁挤眼，皱眉，皱鼻子，噘嘴；继之耸肩，摇头，扭颈，喉中不自主发出异常声音，似清嗓子，或干咳声。少数患儿有控制不住的骂人，说脏话。可因患者精神紧张而诱发加重。半数患儿伴有多动症。日久影响记忆力，学习落后。

【治法】

常规点穴加心俞，泻章门。

【病案】

王某，女，6 岁。1985 年 5 月 21 日初诊。挤眼、皱眉、耸肩、噘嘴等不自主动作 2 月余，伴有乏力纳减，睡眠不安，烦躁易怒。查体：面黄少华，精神不振，舌红苔白，脉滑。诊断：儿童多动症（心脾不足，阴虚阳亢，肝风内动）。治宜健脾养心，滋阴潜阳，平肝安神。取穴：脏腑常规点穴。加心俞，以养心气，宁神志。加肝俞，以镇肝息风，舒筋缓急。用轻泻、轻补、重调手法，章门用泻法。推按 3 次后，症状明显减轻，睡眠安宁，食量大增。继推 2 次后，出现挤眼皱眉动作的次数明显减少，治疗手法及穴位同前，加用攒竹、眉弓、太阳、四白、百会等穴。继推 3 次后症状全消。精神活泼，食量增加 1 倍，改用常规取穴，用调法，以巩固疗效。共治疗 2 个疗程，痊愈。

十八、脑病后遗症、先天不足

脑病后遗症包括脑性瘫痪、脑发育不全、脑炎后遗症、脑外伤及脑震荡后遗症、婴儿瘫后遗症等病。以上诸病,应用脏腑点穴法治疗,取穴及手法,有共同之处,故一并叙述。

【治法】

1. 脏腑常规点穴。用轻泻、轻补、重调法,或只用调法。

2. 在常规点穴手法治疗完毕后,再依症分别加治下列各种穴位及手法。

（1）口眼㖞斜:加治口眼㖞斜法。

（2）上肢麻痹:加治上肢分筋法。

（3）下肢麻痹:加治下肢分筋法。

（4）昏迷、角弓反张:加推拿阳池、二马各10分钟,捣小天心5分钟。

（5）发烧:加治肺俞。配合推拿六腑、平肝清肺各10分钟。

（6）失明:加推拿二马、平肝;失语加治哑门、风府、合谷、涌泉。

（7）痴呆、智力低下:加揉阳池、揉二马各30分钟,捣小天心2分钟。可教给家长做,以辅助治疗。

【病案】

例1：偏瘫验案。钱某，女，3岁。1971年5月18日初诊。昨天洗澡在澡堂仰面跌倒，立即发现口眼向右歪斜，说话不清，左侧肢体不能活动。遂去市立医院、人民医院就诊，均诊为颅内出血。建议绝对卧床休息3天，服镇静剂，以观后效。家长又来中医院求治。检查：患儿精神萎靡，面色青黄，哭闹不休，说话不清，口眼向右㖞斜，口角流涎，左上肢不能举，左手不能握物，左腿不能站立。舌红苔薄白，脉沉弦。诊断：偏瘫（外伤性脑出血）。治疗：先将阑门、建里调通，再调气海，放带脉；调章门、梁门、石关、巨阙；调上脘、中脘、建里、气海1次，引气归元，或中与阴陵泉齐放；继用下肢分筋法，将左腿部筋络拨开；再治背部及督脉，按两肩并，右手拇指缓推风府、哑门10余次，并用右拇指拨哑门穴的筋10余次；按百劳、膏肓、脾俞、肾俞、命门。治毕令患儿坐起，再用上肢分筋法，将左上肢的筋络拨开，舒其臂部筋脉，然后做口眼㖞斜手法。每日治1次。推按2次后，病情见好，流口水减轻，左前臂能抬起，手不能握，下肢能移步，无力，说话较前清楚些。治疗取穴同前，改用轻泻、轻补、重调法，又推按2次，左手能拿东西，臂能举，腿能走路，软弱无力。又推按3次，患儿精神活泼，左手能抓头握物，口眼㖞斜很轻（哭时能看出来），说话正常。共治15次，痊愈。

例2：张某，男，5岁。1977年10月24日初诊。

失语,伴右侧瘫痪 14 天。患儿 14 天前被精神病患者惊吓后即入睡,醒后惊悸发抖,抽搐 4~5 次。抽搐时二目直视,说话不清,右侧上下肢活动失灵。神志清,不发热。去沂水县某医院做腰穿,查脑脊液正常。血压高:160/110mmHg。诊为"脑血管痉挛"。住院 7 天。病情略有好转,即转院到青岛医学院某附属医院神经科诊治,确诊为"儿童性缺血性脑病",建议做电针治疗,并口服阿司匹林、泼尼松、地巴唑等药。家长听说推拿能治此病,即带患儿来中医院求治。检查:神志清,瞳孔等大,光反应尚可,眼球活动好,无震颤,咬肌活动尚可,鼻唇沟两侧对等,额纹两侧对称,伸舌稍向右偏,深浅感觉存在,肌张力正常,肌腱反射等未引出病理征,眼底未见异常,右手握力差,摄物不灵活,右腿走路不灵活,哭时口角轻度左歪,发音声低,言语不清,纳呆,脉沉细,舌红苔白。诊断:惊瘫。治疗:停服一切药物。用脏腑常规点穴加哑门、合谷、涌泉、百会,加做右侧上下肢分筋法及口眼㖞斜治法。并教家长推拿阳池、二马、小天心。每次 1 小时,每日 2 次,以辅助治疗。

　　治疗 3 次后,说话比以前清楚,话多。能说清鸡、羊、包子等名称。继治 3 次后,能说整句的话,右侧肢体活动比前灵活。又推拿 3 次后,说话更清晰,口歪明显减轻,做指鼻游戏,能用右手指准确指清部位,右手握力增强。守上穴,继续推拿 6 次。精神活泼,反应灵敏,上下肢活动正常,能与小朋友打闹。说话声高,能说成句的话如"看火车老长的,呜呜跑还冒烟"。共推按 15 次,恢复正常,以后写来感谢信,说孩子回家后一切正常,活泼可爱。

例 3:邓某,男,13 个月,2014 年 11 月初诊。生后至今不认人,坐不稳,扶物能稍立一会,不会走,头向后仰,不会说话。出牙八颗,吃饭一直不好,近三天感冒发热,今晨 37.3℃。曾做磁共振等检查,诊为:脑发育不全、脑瘫。现在西医院康复中心住院治疗月余,无明显变化。

患儿系足月顺产第三胎,出生时 7.4 斤。其母甲亢已治愈。哭闹惊悸不安,挖耳挠头,眠易惊醒,二便正常,体重羸瘦。查:面色青黄无华,口鼻间青(山根鼻翼有青),二目内斜视,目光呆滞,吐舌,舌红少苔。不懂事,不反应。

印象:①脑发育不全;②感冒。

治则:健脑益智,清热解表。取穴:小儿脏腑点穴常规(即 22 式常规,前 3 天只用调法),并四肢分筋,加手部阳池、平肝肺、天河水、小天心;另加健脑益智法。

第二日,复诊,热已退,眠较安,轻咳、纳差。脏腑常规法,重揉肺俞并四肢分筋。手部穴将阳池换为八卦。其他未变。第三日,未再发热,咳减轻。改回第一日的各穴位。第四日,来时体温 36.8℃,大便成形,眠安不躁,食增神佳。此时感冒痊愈,针对脑发育不全,采用脏腑点穴常规法加肝俞、重肾俞。手部阳池、二马、小天心。依上又诊治一疗程,头后仰次数明显减少,眠安少惊,胃口大增。

注:此类患儿,因发育不全,免疫力和脏腑功能差,就诊时常出现重要病症与时下染病相交的情况,本病例的取穴,以急则治其标、缓则治其本及标本兼治的原则,审时定位,待时下染病好后,还要集中对脑发育不全进行调理。这类儿童,即使不能痊愈,也可通过此法调节体质,缓解其症状的恶化。

例4:邵某,女,2岁。1986年2月21日初诊。左下肢跛行6天。患儿于2月11日发热,第2天热退。3天后开始左下肢不敢落地,叫喊疼痛,走路跛行。曾至某儿童医院,疑诊婴儿瘫。但转去传染病院,又否定了婴儿瘫的诊断。饮食、二便如常。无外伤史。患儿父母系浙江来青岛做木工活的农民,住在马路边的帐篷里。查体:面色青黄,消瘦,双下肢肌力正常,关节不红肿,伸屈自如,但走路不稳,呈跛行。左足跟不落地。诊断:左下肢伤筋。治宜舒筋活络,调理肝脾。治疗:脏腑常规点穴加左下肢分筋法,推2次,效果明显,腿不痛,走路时足跟落地,稳当。按上法继续推拿1次,共治疗3次,痊愈。

十九、臂丛神经麻痹

臂丛神经麻痹是新生儿周围神经损伤中最常见的一种。由于难产、臀位、肩分娩困难等因素,使臂丛神经过度牵拉受损所致。

【治法】

上肢分筋法。

【病案】

例 1：赵某，女，2 个月。1972 年 12 月 5 日初诊。患儿系臀位难产致左侧臂丛神经麻痹。生后至今左上肢不能抬举，其他正常。产后母女一直住在某医院产科不肯出院。此医院邀笔者（注：赵鉴秋）会诊。用左上肢分筋法治疗，每日 1 次。做 2 次后，手及前臂略能上抬，做 6 次后，左手能自动拿到脸上。又做 2 次，其母晚上给患儿脱衣，发现小儿左臂可拿到胸前，活动自如，肌肉丰满。又做分筋法 6 次，患儿能将左手指放到嘴边吸吮。共做分筋法 22 次，患肢恢复正常活动。

例 2：宗某，女，4 个月，2017 年 3 月诊。患儿出生后一日即发现右手手臂无力，且右手不能握，后经医院确诊为接生事故造成的右侧臂丛神经麻痹，在当地医院康复治疗至今无效果，遂异地来此就诊。查体：面红纳可，舌淡红薄白苔，眠时有惊醒，易出汗。

诊断：臂丛神经麻痹（右）。

取穴：右上肢分筋。操作前需先将脏腑点穴常规 22 式做一遍，尽量放通为宜，然后再做右上肢分筋。因患儿幼小，分筋时宜分筋辟肉，手法轻柔，顺势图之，不可过度用力。

调理四次后，患儿小手手指能屈起并有抓握感，一周后手能慢慢小幅度抓握屈曲,十天后,用一手指放入孩子手心,能被抓握,同时手指用力提起时,患儿胳膊可随手指轻轻抬至肘部。守上法治疗一个月,患儿明显好转,且其他症状也改善。总共调理两个月,患儿手臂可在引导下提起拉伸,手也能握。治疗3个半月,做基本动作时手臂可较正常运动。

二十、癫 痫

癫痫民间俗名羊痫风,是一种发作性神志异常疾病。临床以突然昏仆,昏不知人,口吐涎沫,两目直视,四肢抽搐,喉中发出异声,发过即苏,醒后如常人为特征。

【治法】

常规点穴加肝俞,用轻泻、轻补、重调法。

【病案】

李某,男,8岁。1972年2月25日初诊。抽风3年,在某医院确诊为癫痫,服苯妥英钠不显效。发作时手足抽搐,目斜视,头向前倾,不省人事,重时每日发作20多次,曾用偏方及针灸治疗,均不奏效。因服泻药,大便日5~6次,腿软不能站立,伴有腹痛、头疼、惊悸不安、口渴。查体:面色青白,皮毛憔悴,二目无神,消瘦。舌红苔白,脉沉细。诊断为癫痫。治宜补中益气,化痰定痫。处方:醒脾汤与固真汤化裁,服 10 剂,病情略减轻。遂停服汤药,改用脏腑点穴治疗,每日 1 次。用常规点穴法加肝俞,初用调法,3天后改用轻泻、轻补、重调法。推按 6 次,病情大有好转,癫痫一次未发。能吃能睡,面有红颜,能到室外活动。仍按原穴法继续治疗,同时加服百效丸,苯妥英钠减量用。又推按 2 周,病情稳定,食眠正常,二便自调。苯妥英钠减为每日半片,睡前服,继推 1周后,停用苯妥英钠。治疗 1 个月,痊愈。20 天后,患儿因感冒发热,体温 40℃,头疼,但未抽搐。服药治疗感冒遂愈。 1 年后随访,治愈后再未犯病,上学后,学习成绩中等。

二十一、过敏性鼻炎

过敏性鼻炎是鼻炎中最常见的类型。以鼻痒、喷嚏、鼻分泌亢进、鼻黏膜肿胀为主要特征。部分伴有嗅觉减退。

病因:①遗传因素:有变态反应家族史者易患此病,患者家庭多有哮喘、荨麻疹或药物过敏史;②接触过敏原:如螨虫、花粉、动物皮屑、真菌、食物等;③与气候季节变化和环境改变有关。

主症:时有阵发喷嚏、清水样鼻涕、鼻塞或者鼻痒、嗅觉或记忆力减退,或伴有头痛头晕。

过敏性鼻炎的调理,不仅需要头部鼻周局部选穴施治,还应对五脏六腑的平衡进行治疗,这样才能标本兼治。

【治法】

需双管齐下,先操作头部鼻周,按鼻保健推拿法,揉迎香、鼻通、合谷、风池,对时间久长者,还可加开天门、推坎宫、太阳等穴。同时,通过脏腑点穴常规 22 式及随症加减,调理患儿脾肺肾等脏腑的平衡。

【病案】

王某,女,4 岁。2015 年 3 月诊。患儿鼻塞,常拍头,头痛,睡觉张嘴呼吸,面黄,舌红苔白,纳少眠安,遇刺激性气味更严重,易感冒,一般 3 个月两次,上述症状已有约 3 年,去医院就诊,诊断为"过敏性鼻炎"。每次调理时,先进行头面部治疗,按鼻保健法操作迎香、鼻通、天门、合谷、风池等穴,每次操作完毕,患儿皆感舒适状;然后再进行脏腑点穴常规法,轻泻重调,加肝俞、中脘,重揉脾俞、肾俞。

复诊,昨日推后神佳纳可,有食欲,守上法治疗 1 个月,患儿上述症状基本消失,食增眠安,呼吸通畅,半年后跟踪回访,未再复发,痊愈。

二十二、过敏性紫癜

紫癜是以皮肤、黏膜出现瘀点、瘀斑为主症的出血性疾病,且常伴有其他部位出血,如鼻衄、齿衄、二便带血等。尤以学龄儿童更易发生,可反复发作,主要分为过敏性紫癜和血小板减少性紫癜等。此病有虚实两类,如过敏性紫癜,发病之初见有肺卫表证或肠胃失和失调之证,如发热咳嗽、痹痛、不思进食、恶心呕吐,常伴有腹痛泄泻等症,肺主皮毛司呼吸,脾胃主肌肉四肢,内热热毒化火,肺胃热盛,迫使血妄行,从肌肉腠理外溢,故而见皮下瘀点或瘀斑,且多以双侧下肢为多。

主证:双下肢对称性出血点,多呈暗红色斑丘疹,或有腹痛、痹痛、恶心、呕吐等。

【治法】

脏腑点穴常规,加水分、关元。

【病案】

邵某,女,8 岁,2014 年 6 月诊。患儿出现红色斑点丘疹,尤以下肢为重,时有腹痛、干呕发生。长期食欲不振,睡眠易醒,多汗,大便干,喝水少,易感冒。查体:面色青黄无华,舌红苔剥,肋骨串珠,腹胀拒按。诊断:过敏性紫癜。

治法:脏腑点穴常规加水分、关元、肝俞、胃俞,轻补重调法。

复诊:有一定食欲,继续守上法,推一周上述症状均减轻,嘱护理。推两个半月痊愈。半年后回访,面色红润,食欲佳,未再有紫癜发生。

二十三、呃 逆

　　呃逆是指胃气上逆动膈,以气逆上冲,喉间呃呃连声,声短而频,令人不能自止为主要临床表现的病证。呃逆古称"哕",又称"哕逆"。引起呃逆的原因众多,如饮食不当、过饱过急、情志不遂、脾胃虚弱、寒气入侵等,皆可引起呃逆,本病常伴有胸膈痞闷,胃脘嘈杂灼热,嗳气等症。

　　呃逆有轻重之分,轻者多不需治疗可愈,重者方需治疗。呃气与干呕、嗳气同属胃气上逆,但有所区别。呃逆为气从膈间上逆,气冲喉间,其声短促而频,往往令人不能自制。而干呕则气逆冲喉而出,其声长而浊,多伴恶心,属呕吐病。嗳气则声长而沉缓,多可自控。

【治法】

　　脏腑常规点穴法,加上脘、中脘、足三里,重推或中,与阴陵泉齐放。

【病案】

　　凌某,男,9 岁,2001 年 3 月诊。近三年来经常呃气,用过多种民间方法无效,春节后加重。患儿体格健壮,脾气大、胆子小,食量大,每次放学都急于回家吃饭,睡眠一般,易出汗,大便有时干结,晨起有口气,自幼老人带养,喂食多,爱吃肉和零食。诊断:

呃逆。

取穴：脏腑常规点穴加胃俞，重推上脘、中脘、建里，放通带脉。并嘱控制饮食及忌口。

复诊：推后晚间睡眠好，又守上法推三天，呃气减轻。治疗一个疗程痊愈。

此患儿不仅呃逆，更因平时喂养过多，造成肝火旺、脾胃失和，长此以往，除呃逆外，还可能出现其他症状，故临症遇此类患者，不仅只施治此症，还应进行体质调理和保健，并教给家长正确的养护习惯，方可从根本上调理好患儿身体。

二十四、痛　经

痛经，为临床常见的妇科疾病之一，困扰很多女性，它是指行经前后或月经期出现下腹疼痛、坠胀，往往伴有腰酸或其他不适症状。严重影响生活质量。现今社会，女性初次月经时间时有提前者，笔者曾见多例约十岁左右即有月经者，还属儿童时期，恰运用脏腑点穴法调理，有较好效果，此法对孩童或成年女性的痛经皆有效，故在此分享。

痛经分为原发性痛经和继发性痛经两大类，原发性痛经是指生殖器官无器质性病变，约占痛经患者的 90% 以上，继发性痛经指由盆腔器质性疾病引起的痛经。

这里讨论的主要是原发性痛经。现代医学治疗多选用前列腺素合成抑制剂，如布洛芬、酮洛芬等以及口服避孕药等,临床疗效肯定,但长期应用有一定的不良反应。运用中医中药及脏腑点穴或艾灸督灸等内外治法,在治疗痛经方面有独特优势,疗效亦佳。

主证:经期或经期前后腹痛、小腹冷痛、喜温喜暖,按之痛甚,月经量少或经色黯红,或色黯黑,伴有血块,平时畏寒怕冷,大便溏薄等。

【治法】

脏腑常规点穴加中脘、关元、三阴交。

【病案】

王某,女,11 岁,2015 年 10 月诊。自去年来月经后,月经初潮即痛经,每次月经来必痛经,且需要请假,服用止痛药,方可得到缓解。疼痛以明显的冷痛为主,月经量少,有血块,月经延后。患者面色青黄,瘦弱易乏力,眠差,二便调,平时胃寒怕冷明显,手脚下肢冰凉,时伴有胃脘不适,大便稀溏,舌质淡胖,苔白腻。诊断:痛经。

治法:脏腑常规点穴加关元、胃俞,轻补重调法,另加揉外劳宫和二马穴。

治疗五次后来月经,疼痛较之前减轻,畏冷减轻。经期停做,经期后继续守上法调理一个疗程,食欲增,精神佳,手脚渐温,再来月经时小腹无不适。后跟踪观察两个月,两次月经周期基本正常,经期不再腹痛,痊愈。

二十五、月 经 不 调

月经不调,也称月经失调,是妇科常见病症,表现为月经周期或出血量的异常,主证为月经先期(提前)、量多、色暗红或月经后期(拖后),甚者半年一次或闭经,有时伴有经前或经时腹痛。多因情绪、节食、寒冷、嗜酒、熬夜等引起,肝肾不足、气滞血瘀、气血两虚、血寒血热等皆可造成此病。而月经量少,多为血虚、血瘀、痰湿、气滞阻塞通路等,使月经不畅所致。

【治法】

脏腑常规点穴 22 式加中脘、关元、命门、三阴交,重揉肾俞。

【病案】

刘某,女,12 岁,2014 年 3 月诊。自一年半前初来月经始,即月经不调,时前时后,且经期量少,偶有腹痛胀感,学习压力大,常晚睡熬夜,食少乏力,二便调。查体:面色滞黄无华,舌淡苔剥,手脚常年冰冷,多汗,呓语多梦。调理取穴:脏腑常规点穴加关元,点阑门、泻建里均有强气感,气海、关元点后少腹由凉转温,放带脉至气通,重泻章门,左梁门、右石关轻泻重调,重揉脾俞、肾俞。一次推毕,患者自述"睡了两觉",感觉多年未如此轻松顺畅之感。运用此法调理 1 个月,之后观察 3 个月,月经来潮基本按时且有规律,上述其他不适均消除。

二十六、失　眠

失眠是指经常不能正常入睡的病症。轻者难以入睡,或睡后易醒,重者则彻底不眠,并伴有头晕、头痛、健忘、心悸等症状。睡眠对于人体的重要性不言而喻,尤其小儿生长发育过程中,良好的睡眠是长得好的基本前提。而现实中,失眠的问题困扰着很多人。造成失眠的原因很多,胃不和、精神紧张、过度兴奋、抑郁焦虑、受惊、环境、温度,以及心肾不交、肝火扰心、胃气不和、心脾两虚等皆可影响,失眠可能由于卫气运行不循于常道,阳不能入阴,营卫失调所致,故凡各种致病因素,包括脏腑功能失调、邪气入侵及体质差异等,只要影响到卫气运行,使营卫之气运行失度,都可能导致阳不入阴,阴阳相交之路受阻而影响睡眠,并导致失眠的发生。

【治法】

脏腑常规点穴加心俞,用轻泻轻补重调法。

【病案】

陈某,男,12 岁,2013 年 3 月诊。近半年来,晚间入睡困难,且常失眠,以致白日晕沉,影响学业。查体:面色青黄,神疲无华,易乏不好动,舌红苔薄黄。睡时盗汗,纳可便调。诊断:失眠。

治疗取穴:脏腑常规点穴加天枢、肝俞、三阴交,重调脾俞、肾俞。阑门、建里、章门、左梁门、右石关穴均轻泻重调,放通带脉,并带脉与三阴交齐放。治疗三次后,夜晚睡时增长,又调理一个疗程,食增眠安,再巩固调理两个疗程,痊愈,且上述症状基本改善,面色红润,精力渐佳。

按:临床中,此症不仅孩子时有发生,在家长尤其母亲中也常见。家长很爱孩子,却往往忽视了自己的健康,临床上经常见到母亲生完孩子,甚至孩子已长大上学,但母亲体质很差,时有出现失眠、心悸、气血两虚、宫寒体寒、肝旺脾虚等症状,运用脏腑点穴法调理此症,效果较好。另需注意情志,即情绪、心理、焦虑等原因对睡眠的影响。

附录一：脏腑点穴治疗小儿癫痫的体会

癫痫为难治之疾，《证治准绳》云："痫，小儿之恶候也。"根据其病机为痰瘀阻窍、邪实正虚的特点，笔者采用豁痰化瘀、息风定痫治法，运用脏腑点穴推拿治疗17例，疗效较好。现报告如下。

1. 治疗方法

腹部取穴：阑门、建里、气海、带脉、章门、左梁门、右石关、巨阙。

背部取穴：百劳、肩井、膏肓、心俞、肝俞、脾俞、肾俞。

推按手法：先施治腹部及任脉各穴。病儿仰卧，两手平伸放于体侧。医生坐在病儿右侧进行操作，用泻、调手法。向左旋转（即逆时针旋转）为泻，往返旋转为调，即平补平泻。腹部及任脉各穴治疗毕，扶病儿坐起，医生双手在背部及督脉各穴施以扣、按、拨法。

以上治疗每天1次，10天为一疗程。

2. 病案举例

许某，男，8岁，1994年4月初诊。反复抽搐半年，每次发作均为夜间。手足抽动，喉中痰鸣，意识丧失，约2分钟缓解，查脑电图异常，有痫性放电。曾在某医院确诊为癫痫。口服苯巴比妥无效,遂来我院就诊。

诊其脉滑,舌红苔白厚,发育、智力正常,面色青黄,纳呆,胸闷乏力。诊断为痰痫。治宜豁痰理气,开窍定痫。处方:温胆汤加全蝎、僵蚕、钩藤。服 10 剂病情略减轻,遂停服汤药,改用脏腑点穴治疗,每日 1 次。用常规点穴法加心俞、肝俞,施以轻泻重调手法。推按 10 次,病情大有好转,食增便调,面色红润,自觉心胸舒畅,癫痫未发。仍按原穴原法继续治疗,苯巴比妥减量用。推按 1 个月,病情稳定,食眠正常,二便自调,两腿走路有力,停服苯巴比妥。继续推按 1 个月,取穴同前,手法改为调法,健脾助运,调补后天以收功。3 个月后复查脑电图正常,1 年后随访,患儿身体健康,学习成绩良好。

3. 体会

小儿癫痫病因复杂,证型不一。病机特点,为邪实正虚,心肝脾肾等脏腑功能失调。运用脏腑点穴法治疗本病,应先开中焦之门。点阑门、泻建里,调理脾胃功能。气海有通调任脉,调气滞、补肾虚之功,推按时感觉气机已开即止,久推伤气。放带脉可活动周身气血,有开结通经,疏滞散瘀之功。章门与阑门穴呼应治疗,有通顺小肠气分之功。左梁门、右石关两穴必须同时并用,以舒胃气。推按巨阙穴,可通顺食道之气,为开胃纳气主穴。

以上各穴治毕,再加调上脘、中脘、建里、阑门一次。并压三把,引气归元,导气达于丹田。清升浊降,病人即有舒畅之感。背部及督脉诸穴,大都在骨缝之处,全以筋络通于脏腑。扣按各穴的筋络,应由上而下,节节放通,以通其脏腑之气。

本病加按心俞、肝俞,可安神定痫,平肝息风。调通任督二脉,脏腑正常功能恢复,则脾胃纳运有司,所进饮食化津生血,灌溉全身,绝其生痰之源;心神安藏,肝风平息,肾精充足,阴平阳秘。邪祛正复,痫证蠲除。

（本文选自《中国临床医生》,2000 年第 12 期,作者赵鉴秋）

附录二:脏腑点穴法治疗小儿厌食症

　　笔者自 1984 年至 1987 年,在儿科门诊用脏腑点穴法,治疗小儿厌食症 132 例,其中男 88 例,女 44 例;发病年龄 8 个月至 2 岁 28 例,3~6 岁 95 例,7 岁以上 9 例;病程最短 1 个月,最长 4 年。治疗期间停止一切中西药物。

一、治 疗 方 法

　　腹部取穴:阑门、建里、气海、带脉、左章门、左梁门、右石关、巨阙。

　　背部取穴:百劳、肩井、膏肓、脾俞、胃俞、肾俞。如大便秘结加治大肠俞。

　　推按手法:先施治腹部及任脉各穴。病儿仰卧,两手平伸放于体侧。医生坐在病儿右侧进行操作。用补、泻、调法。向右旋转(即顺时针旋转)为补,反之为泻,往返旋转为调,即平补平泻。腹部及任脉治疗毕,扶病儿坐起,医生双手在背部及督脉各穴施以扣、按、拨法。以上疗法每天 1 次,6 天为一疗程。

二、疗 法 观 察

最短推拿 3 次，最长推拿 3 个疗程。

显效(食欲明显改善，主食量增加 1 倍以上，临床症状消失)125 例，占 95%；好转(食欲改善，主食量增加 0.5 倍以上)6 例，占 4%；无效(推拿 3 次，食欲无改善，食量不增而改用其他疗法)1 例，占 1%；总有效例数占 99%。治疗后半个月至两个月内，随访 22 例，体重均有增长，在 0.5~2kg 不等。

三、病 案 举 例

曹某，男，4 岁半。1987 年 10 月 11 日初诊。患儿 3 年来食欲不振，每餐食量不足 1 两，大便偏干，渐消瘦，伴有烦躁易怒，睡中磨牙蹬被，易汗出，常感冒。诊见：面色青黄，皮毛憔悴，舌淡红，苔薄黄，脉沉滑。体重 15kg。诊断为厌食症。

治疗：先泻调阑门、建里，再调气海，使清气上升。放带脉。泻调章门、梁门、石关以舒胃气。泻调巨阙，并用左手捺天突、璇玑、华盖三穴，使食道浊气下降。调上脘、中脘、建里、阑门、气海一次，并压三把，引气归元。次治背部及督脉各穴：先按百劳、两肩井使诸气下顺；再按膏肓、脾俞、胃俞、肾俞，加治大肠俞以通大便。推拿 1 次后，当天中午食量增加，推拿 6 次后，食欲明显改善，食量增加 1 倍。面色红润,其他症状亦消失,继续推拿 1 个疗程而痊愈。10
月 29 日测体重,增长 1kg。

四、体　会

笔者自 1964 年开始学习王雅儒老先生的脏腑
点穴法,临床应用二十多年,治疗多种儿科疾病,主
要体会是:

1. 诊断本病时,其食欲不振的病史,必须在 1 个
月以上。还应排除因外感、急慢性消化系统疾病和
某些慢性疾病所造成的食欲不振。

2. 脏腑点穴法是以中医学的脏腑经络学说为
基础,结合阴阳五行、脏腑气血、辨证施治的理论,以
推按点穴等手法为治疗手段,来调理人体的脏腑气
血,尤以调理气分为主的一种疗法。体内气分调顺,
即能加强各脏腑的正常活动,增强人体抗病能力。
因厌食症病位在脾胃,治则以调理脾胃为大法,故调
气必先开中焦之门。

3. 本病在治疗的同时,须加强预防和护理,使
患儿生活有序,起居有常,饮食有节,切忌强迫进食。

（本文选自《四川中医》,1989 年第 6 期,作者赵鉴秋）

附录三：记岛城儿科名医赵鉴秋

赵鉴秋（1939年出生），山东省青岛莱西市人。1958年毕业于济南卫校。1960年师从省儿科名医鹿瑞芝，是山东省首批"名师高徒"。1963年调青岛市中医医院儿科工作，跟随小儿推拿名医李德修先生学习小儿推拿。曾任青岛市中医医院儿科主任，兼任中国中医药学会儿科学会理事、山东中医药学会儿科委员会委员、中国传统医学手法研究会山东分会理事等职。1992年被评为青岛市卫生局首批局级专业技术优秀人才。

赵鉴秋师从名医鹿瑞芝时，由于尊师好学，勤奋钻研，深得鹿老师的信任，遂将全部针法和祖传"琥珀清真丸"秘方传授给她。她系统整理鹿老的学术思想和宝贵经验，于1965年写出《针药并施治疗小儿惊风的初步介绍》一文，参加山东省中医学术会议进行大会交流，受到专家们的重视，认为鹿老的技法是对钱乙治惊方法的发挥，有较高的学术价值。跟随李德修学习小儿推拿期间，又系统地掌握了小儿推拿"三字经派"的理论与技法，继承了李老的学术思想和宝贵经验。小儿推拿三字经学派起源于山东，已有百余年历史，是当今山东省小儿推拿三大派之一。其医疗特点为取穴少,用独穴,推时长,疗效高,手法简练,防治兼备,在医林中独树一帜,享誉海内外。为了弘扬"三字经派"医术,赵鉴秋经过三易其稿,著成《幼科推拿三字经派求真》一书。该书实用性强,继承创新,防治并重,尤其适合基层医务工作者及乡村医生掌握小儿推拿之用。

赵鉴秋诊病首重望诊,强调四诊合参。例如诊断惊风提出:"一望面色二观目,详问因证参脉情,黑睛放大须防惊,黑光满轮风不轻,天庭青暗惊风至,舌卷囊缩不保命"。诊病处方,善于运用小儿生理病理特点指导辨证施治。根据小儿肺脏娇嫩多病咳喘,脾常不足易患吐泻,肝常有余易生惊变等特点,临床善用止咳平喘、健脾消食、和胃止呕、安神镇惊、平肝息风诸法。根据小儿之疾以热证、实证居多的特点,临证多用清法以祛邪为先。灵活运用阴阳五行原理指导推拿配穴,根据木能克土、木火刑金的原理,常用清胃配平肝治疗脾胃病,清肺配平肝治疗咳喘。又如肾病综合征,因土不克水、脾虚水泛而出现水肿胀满时,依据"水惟畏土、其制在脾"的理论,则重揉外劳宫以温运脾阳、制水消肿。以诊断准确、取穴精练、疗效显著而享誉岛城。

赵鉴秋学习先辈王雅儒的脏腑点穴法,经过近30年的临床实践,总结出小儿脏腑点穴法,治疗多种儿科疾病,取得满意疗效。对一些疑难重病,采用脏腑点穴与传统小儿推拿相结合的治法,往往应手而愈,收到意想不到的疗效。例如在1990年3月,曾推拿救活一例粘连性肠梗阻的危重患儿。

赵鉴秋儿科研究成果丰硕,曾参与编写《幼科条辨》《实用中医保健学》《古今儿科临床应用效方》《诊籍续焰》等著作。撰写论文20多篇,在省级医学杂志上发表,其中两篇被评为山东省中医优秀论文。

(孙道夫写于1994年,发表于《山东中医药杂志》)

附录四:八十岁的儿科专家是怎么做小儿推拿的

中医讲究传承,我们对默默耕耘一生的老中医们也无比崇敬。本文的作者早春木棉是一位对中医之术喜欢研修并对记录老一辈医者倾注心血者。读到此文,感觉从不同角度对老专家进行了理解和诠释,于是经作者同意刊出,与医者后学、中医粉丝、儿童健康从业者分享。

前　言

中医江湖待久了,就容易对江湖产生各种绮丽的想象。见赵鉴秋老师之前,也不例外。

一位将近八十岁的儿科专家,仍然坚守在临床和教学工作的第一线。年轻时,先后师从两位中医儿科名家学习,内外治法并举,针药并用,推拿兼施,从事临床工作 60 年,20 世纪 90 年代初撰写出版的《三字经派小儿推拿宝典》一版再版,已发行数万册,成为儿推临床指导文献。

这是一位怎样的老人? 她身上又有怎样的传说和故事呢? 事实证明,赵老身上并没有所谓的传奇和故事,有的只是临床上名老专家的足够严谨和认真，一丝不苟，有一说一，她当初这样一步一步踏实走来，到如今，她也是这样要求自己的传人和学生的。

师父领进门　修行在个人

1960 年，赵鉴秋开始跟随鹿瑞芝先生学习。鹿瑞芝先生针药并用，是全国知名的小儿惊风专家，经常参加青岛各大医院的会诊，面对的都是些危重病人。赵鉴秋跟着鹿老看病，帮忙写病历，见到了很多千钧一发的危急时刻，也见到了鹿老是如何力挽狂澜，挽救那些垂危孩子的生命。

惊风，是小儿时期常见的急症。一般分为急惊风和慢惊风，病情凶险，变化迅速，如果治疗不及时，往往影响小儿的生命。

1962 年，赵鉴秋曾经陪鹿老参与治疗过一例小儿惊风病人，"当时孩子高热抽风，眼看就不行了。在场的亲属哭喊，场面很乱，鹿老去了之后，先给孩子针刺，接着摸了摸孩子，可能相比之前的四肢冰凉温和了一些，鹿老就对旁边一直哭的母亲说了一句，'你也不用哭，待会儿我让孩子喊你一声妈！'当时把我吓一跳，那么多人在场，老师说话也不留点余地，孩子能醒过来就好了，还能叫一声妈！结果鹿老说完那句话，接着给孩子针刺，才扎了几针，孩子'哇'地一声哭了出来！"

赵鉴秋师从名医鹿瑞芝时，由于尊师好学，勤奋钻研，深得鹿老信任，遂将全部针法和祖传"琥珀清真丸"秘方传授给她。她系统整理鹿老的学术思想和宝贵经验，于 1965 年写出《针药并施治疗小儿惊风的初步介绍》一文，参加山东省中医学术大会交流，受到专家们的重视，认为鹿老的技法是对北宋钱乙治惊方法的发挥，有较高的学术价值。

1963 年，鹿瑞芝老先生去世，赵鉴秋随之被调到了青岛市中医院小儿科，跟随李德修老先生学习小儿推拿。李德修老先生，是三字经派小儿推拿的传人。三字经派小儿推拿，由清朝的徐谦光首创，一开始是成人、孩子通用，李德修老先生到了青岛中医院小儿科之后，就专门用它来治疗儿科疾病。

"当时科里的房间有四十几平。李老先生主要负责诊断取穴，我们就负责手法操作。来一个拉肚子的病号，他就说推八卦；如果是凉了肚子腹泻，他说给推外劳宫；他定了穴，我们就一一去做。"

师父领进门，修行在个人。赵鉴秋先后跟随鹿瑞芝老先生学习如何针药并用治疗惊风，跟随李德修老先生学习小儿推拿，继承了两位中医儿科名家的学术经验，而这只是开始，在后来的临床生涯中，她始终保持严谨认真、精益求精的学习和钻研精神，积累了宝贵的临床经验，治愈了许多患儿。在 59 年的临床中，形成了自己的学术思想和传承体系，培养了一批批中医人才，桃李满天下，现今这些学生中有不少也成为了国内知名专家、院长、硕士生导师等，为祖国中医的发展贡献着力量。20 世纪 60 年代，赵鉴秋与同仁首先将小儿脏腑点穴系统应用于儿科临床，迄今已成为非物质文化遗产；在八九十年代任儿科主任期间，赵鉴秋教授在全国学术会议上推广传播三字经派小儿推拿、小儿脏腑点穴等儿科外治方法，引起广泛关注，使三字经流派为全国医疗界所熟知，并以其独特疗效和方法享誉国内外，众多国内外人员来青岛参观学习。

在"战争"中学习"战争"

"中医是在传统文化基础上发展而来的一门实用科学，和古典文学关系密切。如果没有良好的文学功底，是学不好中医的。重要的医古文，都要会背诵，打下一个基础的底子。作为大夫，要与书为伍，每一天都得看书。就算是临床特别忙的时候，遇到疑难病，也要回来和书上讲的相互验证，临床上看到一种病，回去看书，把同类疾病的特点和疗法全学了，积少成多，这对于青年医生业务水平的提升也大有裨益。这也是毛主席教导我们的——从'战争'当中学习'战争'，我们要从临床当中学习治病。"

"年轻的大夫，要想成为一名合格的医生。第一，理论基础要扎实；第二，要在临床上学习如何治病；第三，要结合病例，重返书本里总结归纳，相互验证。"

"比如，你今天看了一个癫痫病人，就打开书对照一下：癫痫的主证是什么？临床上这个孩子什么情况？他的症状和书本说的一样吗？没有人会按照书本生病的，你就要去琢磨其中的区别，和处理方式的差别。这个过程中，就把书上教的癫痫主症、诊断标准、治疗方法，把癫痫这个病从头到尾，都已经再认识了一遍。"

"这样一天天积累，今天看个癫痫，明天看个感冒，后天看个厌食症……或者你有时间、有意愿的时候，遇到感冒咳嗽的患者，你可以把呼吸系统疾病都学习了；遇到厌食不愿意吃饭的患者的时候，你可以把消化系统疾病都学习了。只要功夫深，铁杵磨成针，这样一点一点，慢慢积累，慢慢就把自己这根针磨出来了。"

诊断，是小儿推拿的第一步

"中医讲整体观念、辨证施治。首先诊断一定要准确。也就是得先会看病，才能治病。正确的诊断之下，定出一个正确的治疗原则，原则之下，再去出方和取穴。诊断正确，取穴准确，才能获得好的疗效。"

"必须严格按照中医的要求，做出正确的诊断。把小儿特有的生理和病理特点，放进中医的理论体系里，进行综合分析。中医讲四诊合参，望闻问切，放到儿科，又会有所变化。问不问得出，关键要看你是怎么问的，孩子说不明白的时候，该怎么问爸妈，如果是保姆带孩子，该怎么问保姆。问谁？怎么问才能问出答案，都有独特的技巧。"

"切，是指切诊，分为触诊和切脉，是成人诊病中最为常见的诊断手段，但三岁以下的孩子，脉气未充，加上见了大夫害怕，神气一乱，往往摸不出脉，所以会用其他手段补充诊断：比如看指纹，比如触诊，摸皮肤，摸肌肉，看肌肉长得结不结实（营养不好的孩子肌肉往往松懈），摸摸淋巴结，看看淋巴结肿不肿；男孩的话，还要看看生殖器有没有异常；有皮疹的孩子，还要看看皮疹的情况。"

"一个推拿大夫，首先得是一个合格的儿科大夫。小儿推拿，仍然是中医理论体系里的一部分，遵循中医治疗里辨证论治的大原则。四诊合参，辨证论治，诊断正确，才能取穴正确，否则就是南辕北辙，越治越错。现在有些人对小儿推拿有一种轻率的认识：觉得会几个手法，懂几个穴位，就可以出去给人看病，就可以做儿科大夫。这种认识是有问题的，咱们不能这么当大夫，这也是我在课堂上三令五申给大家讲的。"

手法，是决定疗效的关键

赵鉴秋老师说："推拿最强调手法。手法是重要的操作核心和取效关键。手法熟练，取穴准确，才能见效。正确的手法，讲究持久，渗透，有力，轻而不浮，快而不乱，达到一旦临证，机触于外、巧生于内、手随心转、法从手出。"

比如推长线形的穴位——天河水的时候，一定要做到直线推动，不能歪斜，一歪斜，不但效果大打折扣，而且会走到别的穴位上去，引发不好的后果。也就是《小儿推拿广义》中所说的："凡推法必似线行，勿得斜曲，恐动别经而召患也。"

推拿是指尖上的艺术

"小儿推拿，与成人推拿又有区别。它并不需要使太大力，小儿脏腑娇嫩，形气未充，所以更要手法轻柔，但要平稳扎实、作用深透。"为达到手法要求，赵老对学员是手把手地教，对每个细节都不放过。

最常见的两个基本要求：第一是"轻柔而有渗透力"，第二是着实深透，如"揉法手指吸附在穴位上""推法做长线形，穴位不可飘浮"。初学者往往做不到两者兼得，要么为了追求渗透力而用力过重，要么为了追求轻柔而达不到渗透的效果；而要想做到紧贴穴位，轻而不浮，更是只能手把手教才能体会，才能感受手指上的力要如何均衡分布，才能达到吸附的效果，是指下的触感和体会，不能言传。所以不光是初学者，很多从业多年的人也常会因为细节把握不够，造成临床上差之毫厘，失之千里。

为了让学生充分掌握精髓，课堂上，赵鉴秋老师都是一个一个手把手纠正，"很多临床多年的大夫就发现，原来自己做了那么多年，居然连最简单的手法都是有偏差的。学无止境，既然他们来学，我就把他们当做小儿推拿事业传播的一颗颗种子，挨个手把手地教，必须学会，必须学对，必须认真，这样你传播出去的才是对的。临床上，要不断分析，不断总结；技术上，更要不断历练，不断提高，精益求精，没有止境的。"

赵鉴秋常对学生们说："做事最怕认真，认真二字，体现在哪儿，不是你喊口号喊出来的，体现在一点一滴的平常事上。要为病人负责任，为学生负责任，都离不开认真二字。精益求精，全心全意，治好一个病人容易，一辈子都坚持这种态度难。"她常教导学生："一就是一，科学来不得半点的虚假和骄傲。"

爱心、耐心是必不可少的心法

作为一位有着五十余年儿科临床经验的专家，赵鉴秋对儿科大夫的必备素养有着自己的看法："作为一个儿科大夫，首先得态度好，细心、耐心，得会哄小孩。小孩不会讲话，你要细心观察他的行为和动作，从中发现问题，总结问题，做出判断；小孩不合作，又哭又闹，你得有耐心，知道怎么哄住他；甚至小孩治着治着，突然大便了，撒尿了，搞得现场一塌糊涂，你不能生气，也不能嫌弃。"

"我常跟中医学院的同学们讲，当儿科大夫要不怕脏、不怕累，小孩尿了吧，你不能躲老远，反而要上前看看，甚至得凑近闻闻是什么气味，伤食拉的大便是一个味道，受凉拉的大便是另一个味道，要通过大便的味道和性质，观察和辨别病情，你嫌脏跑老远怎么行呢？"

"而且哄孩子，其实还有一层深意在里面。看似在哄孩子，逗孩子开心，其实顺便把望闻问切四诊全做了，在和孩子交流的过程中，同时完成了诊断的任务。没有正确的诊断，哪来正确的治疗？如何哄孩子，如何和家长沟通，对儿科大夫来说，也是一门必须掌握的功课。"

"管不住家长，治不好孩子"

儿科，看似是一个孩子生病，其实它背后反映的是一个家庭的问题。孩子是很纯真的，受家庭环境影响极大，他生病，不光是吃喝拉撒等饮食起居上的问题引起的，家庭关系和谐与否，也会对孩子造成极大影响。

所以在赵鉴秋的门诊上，她总是对孩子和蔼可亲，和颜悦色，孩子们都亲切地叫她"赵奶奶"，而对陪孩子来看病的家长，赵鉴秋就严格多了。

"儿科大夫，一定要多说话。要多和孩子说，更要多和大人说，医生诊疗只是一时，更多的日常护理在于家长。所以，要根据孩子病的不同情况，告诉家长可能引起孩子生病的原因是什么，应该在生活中怎么注意，怎么护理。"

"孩子是父母的修行，作为父母，一定要加强个人修养，创造一个和谐的家庭环境。不光是不能打骂孩子，父母之间，婆媳之间也要少闹矛盾，不然大人吵闹，把孩子给吓着了，不利于孩子健康成长，所以临床上，有时候还要调理家庭关系，家庭环境不调整，孩子不容易好。"而儿科大夫有时就充当了解决问题的桥梁作用。

例如困扰很多家庭的婆媳关系影响孩子带养的问题：

"遇到婆媳矛盾的，我就跟婆婆说，你想想，孙子是媳妇给你生的，你光知道疼孙子，你也得疼媳妇。有时婆婆开始还不开心，埋怨媳妇怎么连这个都跟你说。我就说了，她不应该告诉我吗？这家庭矛盾怎么引起的？孩子怎么吓到的？不是你们吵架吵得吗？这就是你的不对。在家里，咱们是老的，得自重，你这个身份在这儿，你做的事，得能放在桌面上，这个矛盾是怎么来的？你得端正态度，你对她好一点，哪怕你回去给她道歉都是应该的。这样双方关系马上就缓和了。"

"遇到有些年轻媳妇，婆婆给她看孩子，她还不领情，挑各种毛病。我就跟她说，这个孩子是咱的，就应该你带，你上班不能看孩子，婆婆给你看孩子，这是极大的人情，婆婆劳心劳力，给你操心孩子，你还挑毛病？孩子脸上划了一道，不是你手上戴的戒指给划伤的吗？婆婆才说你一句，你就发火了。做儿女的应该知道尊重长辈，知道感恩。让她们能相互理解体谅，几句话，就把他们调解开了，人家的家务事咱不插手，但如果家庭矛盾是引发孩子生病的根源，作为医生，她找我看病，我必须得说两句。"

家长很爱孩子，但有时却不太会护理孩子，有些孩子生病或体质变差往往与家长不正确的带养方式有关。有一次，一个家长带孩子来看拉肚子，可是赵鉴秋老师发现孩子眼睛总往斜上方看，有斜视的症状，家长认为是孩子长本领了，还常以此逗孩子，赵老觉得不太对，后来经过检查发现是因为护理孩子时为不让它哭闹每天长时间把孩子放在吊篮里晃，造成孩子惊吓引发了孩子抽风，出现了斜视。及时发现并经过介入治疗，孩子较快地康复了。

我 的 心 愿

"实际上，中医儿科包括很多治疗方法，推拿、中药、艾灸、针刺等，任何一种治疗方法都不是万能的，有时需要配合使用。其中小儿推拿作为外治法，因为不打针、不吃药，在临床上是最受家长和孩子欢迎的。"

"家庭常见病，通过推拿多能治好，还能治疗部分传染病和疑难病。比如说惊风、失聪、失语、疝气、脑炎后遗症，先天性的脑发育不全，上下肢的瘫痪等疑难病，通过小儿推拿，在他小的时候进行干预，帮助他逐步恢复健康，重新进入正常生长发育的节奏和轨道。"

"孩子是家庭的未来和希望，也是祖国的花朵。

挽救一个孩子,就是挽救了好几个家庭,也给社会减轻了负担,这是件很有价值和意义的事情。"

"我有两个心愿:一个是把三字经派小儿推拿和小儿脏腑点穴等内外治法发扬光大。这是前人留下来的优秀文化遗产,把它发扬光大,可以造福更多儿童。所以我们举办各种学习班,广泛培养学生,希望他们能像种子一样,在全国乃至全世界各地开花结果。第二,我希望,我的学生们能在临床实践中,不断地学习提高自己,提高临床疗效,成为当代的儿科名医,让更多儿童受益。"